4

Te 163
266(118)

15618

EAUX THERMALES

DE

BALARUC-LES-BAINS.

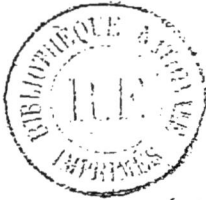

ÉTAT ACTUEL DE CET ÉTABLISSEMENT ;

DES DIVERS MODES D'ADMINISTRATION DES EAUX DE BALARUC,

ET DE LEUR PUISSANCE VIRTUELLE.

« *Les eaux minérales....* seront toujours
l'écueil de tous les raisonnemens, de tous les
systèmes; elles sont, pour ainsi dire, suivant
le cœur, suivant l'instinct, ou suivant le goût
de tous les hommes. »   Page lvj.

MONTPELLIER,

IMPRIMERIE DE BOEHM ET Cie, BOULEVARD JEU DE PAUME.

1839.

Personnel.

MM. Rousset, *médecin-inspecteur, médecin en chef de l'hôpital attenant à l'Établissement, résidant, hors la saison des eaux, à Montpellier, rue Barralerie ;*

Nicolas, *médecin-inspecteur honoraire.*

Laucel, *pharmacien, résidant à Cette ;*

Sauvan, *pharmacien, résidant à Poussan.*

NOMS DES PERSONNES NOTABLES

qui, depuis 1835, ont visité l'Établissement de Balaruc.

—

MM. BÉGÉ, *Préfet, Conseiller d'État;*

FLORET, *ancien Préfet de l'Hérault;*

NOGARET (le baron de), *ancien Préfet de l'Hérault;*

CAZALIS, *Conseiller de Préfecture;*

DURAND,   id.

DE COLBERT, *Lieutenant-Général;*

Mgr l'Évêque de Montpellier;

DE FONTENILLE, *ancien Député, ex - Directeur de l'École du Génie;*

LARREY (le baron), *de l'Institut de France;*

DE FREYCINET,   id.

MM. les Professeurs

BÉRARD ; BROUSSONNET, *ancien Doyen;* CAIZERGUES, *Doyen de la Faculté de Médecine de Montpellier;* DUBRUEIL, *ancien Doyen;* DUGÈS; DUNAL; DUPORTAL; RECH; SERRE; ESTOR; GOLFIN; LALLEMAND, *ancien Doyen;* PROVENÇAL; — CLOQUET Jules, *à Paris;* BOUISSON, *à Strasbourg;* MONTAIN, *à Lyon.* — BATIGNE, BERTIN, BOURQUENOD, BROUSSONNET fils, DELMAS fils, POUJOL, *Agrégés.*

MM. les Médecins

ALAZAR; AYMES; CAUVY; CHRESTIEN; COSTE aîné; DANIEL; DUCEL; FAVE, GUILLAUME; GIROU DE BUZARINGUES, *à Paris;* DE GIRARD, *savant Botaniste;* DE MASSILLAN; PARLIER; PHALIP; POIRSON; ROCHE, *à Toulouse;* ROUCAYROL, *à St-Geniés;* ROUX; SANTY; VIEL; VINCENT, *anx Invalides d'Avignon; et autres dont on n'a pas conservé le nom.*

La plupart des médecins sus-nommés sont venus visiter l'Établissement en même temps que les malades qu'ils y avaient envoyés.

EAUX THERMALES

DE BALARUC.

ÉTAT ACTUEL DE L'ÉTABLISSEMENT.

L'ÉTABLISSEMENT est situé dans une sorte de presqu'île, au bord de l'étang de Thau, à six lieues de poste de Montpellier. En 1579, ces thermes, alors très-fréquentés, se composaient des bâtimens seuls de la source; aujourd'hui, les nombreuses habitations qu'on y a construites, en ont fait un village nouveau sous le nom de Balaruc-les-Bains *, qui, par son accroissement, rend tous les jours de plus en plus désert le vieux Balaruc, dont les maisons tombent en ruine. Fréquentés par les Romains, qui y avaient construit un temple, des aqueducs, etc., ces thermes reprirent faveur, il y a trois cents ans environ, lorsque la médecine, secouant le joug du spiritualisme, fit rentrer ces agens médicamenteux dans la thérapeutique. A la différence des autres eaux, celles-

---

* Pline, en parlant des eaux minérales, a dit vrai lorsqu'il assure qu'elles bâtissent des villes :

Urbes aquæ condunt.

1

ci ont joui d'une longue vogue et d'une réputation loin-
taine méritées, sans que le caprice de la mode ait rien
fait pour elles. Aussi pourraient-elles se passer d'annonces
et de prospectus, tant leur virtualité est devenue populaire. En effet, il n'est personne qui, entendant parler de
paralysie, ne pense à Balaruc, comme aussi le nom de
Balaruc rappelle l'idée de *paralysie* : ces deux mots désormais sont inséparables.

Par un délaissement inconcevable, on n'avait rien fait
jusqu'à ce moment pour l'embellissement de ce lieu ther-
mal. Cette sécurité, qui s'appuyait sur le mérite intrinsè-
que du remède, était répréhensible chez une nation devenue presque asiatique dans ses goûts de recherches et
d'ameublement. En 1852, ces besoins ont enfin été compris; on a reconstruit en entier l'édifice de la source,
avec toute l'élégance possible. Des appartemens préparés
et meublés à neuf offrent un logement agréable; de vastes
corridors servent de promenoirs aux buveurs; la source,
les bains, leurs dépendances et les hôtels garnis ne for-
ment qu'un seul et même établissement. Les malades
n'ont rien à craindre de l'impression de l'air extérieur,
avantage dont peu d'établissemens jouissent; la vie animale y est des meilleures : la mer, la montagne et les
délicieux jardins de Pézenas en font les frais.

Le nouveau propriétaire, M. Boudon de La Roquette,
bien pénétré de l'importance et de l'utilité de son établissement, y a dépensé, depuis 1834, plus de 30,000 fr.,
en bâtimens neufs, plantations, jardins à l'anglaise, amé-

liorations dans le service médical; et en ce moment même on termine de nombreuses dépenses en *réservoirs, douches nouvelles, fixes, écossaises, par affusion,* etc., qui viennent s'harmoniser parfaitement avec les intentions du médecin-inspecteur. Une pensée éminemment médicale occupe ce médecin, c'est que les puissantes eaux qu'il dirige puissent produire tous les *effets thérapeutiques* que les maladies chroniques demandent impérieusement à la médecine des eaux, dans la sphère qui leur appartient. De retour d'un long voyage qui a eu pour objet de visiter avec soin les-grands établissemens des Alpes, de la Savoie, du Mont-d'Or, etc., il lui sera facile de seconder les vues philanthropiques de M. de La Roquette. — Au nombre des améliorations multipliées de cette année (1859), hâtons-nous de dire que la masse d'eau mise en mouvement au moyen de nouvelles pompes, permettra de donner à la fois et en même temps de l'eau de la source à la division des bains et à celle des douches, sans qu'il y ait jamais interruption.

Un vaste enclos, planté d'arbres de toute espèce, donnant sur l'avenue par deux belles grilles, est à la disposition des malades. On se propose d'y établir un Waux-Hall, à l'imitation des eaux de Baden et de Wisbaden, et d'en faire ainsi un véritable Tivoli. — Le bâtiment neuf qui donne sur cet enclos, a emprunté son élégance extérieure à la svelte ogive, qui, pendant trois siècles, fut la base et la génératrice de tout le système architectural des races franque, saxonne et germanique. Le magnifique salon qui en constitue tout le rez-de-chaussée, est une habitation on ne peut plus agréable, propre à tous les genres de divertissemens. Malgré l'austérité du caractère médical des bains de Balaruc, des distractions de plus d'un genre viennent s'associer à celles qu'offre l'intérieur des bâtimens (jeux de société, journaux, brochures nouvelles, musique, danse, billard). C'est ainsi que, tous les dimanches et jours de fête, de charmantes embarcations amènent bonne et nombreuse compagnie de Cette, Agde, Méze, etc.; tous les villages d'alentour fournissent également à cette colonie de nombreuses visites.

Des bateaux couverts, élégamment décorés, servent à des promenades agréables sur l'eau, à la pêche, etc. Une voiture élégante et commode est à la disposition des baigneurs; les salines de Frontignan et de Villeroi, l'abbaye de Valmagne, les campagnes et les châteaux des environs, sont l'objet de courses journalières.

La vue se promène volontiers sur un étang immense de huit à neuf lieues de tour, où l'imagination se plaît à s'égarer sur ses ondulations brillantées par le beau soleil de l'Occitanie. Ici, les sensations diffèrent de celles des montagnes, et s'accompagnent d'une douce mélancolie, pleine de charme et de langueur. Les recherches du naturaliste y ont un autre objet: l'étude des poissons, des mollusques, des coquillages, des plantes marines; des phénomènes géologiques spéciaux offrent dans ce lieu une mine féconde au savant comme à l'observateur.

Les routes qui conduisent à Balaruc, sont belles (ce sont des routes royales).* Sa situation sur l'étang de Thau, qui communique d'un côté au canal du Midi, et de l'autre, au canal latéral des étangs, facilite le voyage par eau aux personnes qui ne peuvent supporter le cahot de la voiture. (On peut y arriver par la mer, par la Garonne et par le Rhône.) Cet établissement est près de Montpellier et de Cette, à peu de distance de Frontignan.

Toutes les eaux de France, comme l'a dit M. Bourdon, pourraient envier ce triple et heureux voisinage : ici, un joli port, où l'on peut voir des vaisseaux de toutes les nations, où l'on mange d'excellent poisson et des coquillages que l'on arrose avec le délicieux muscat de Frontignan; plus loin, une Faculté fameuse, des médecins célèbres; enfin, la beauté du ciel, la douceur du climat, tout favorise cet établisement, duquel le savant Alibert a dit : « Qu'il doit compter en première ligne parmi les établissemens les plus précieux et les plus utiles à la France. »

Propriétés physiques.

Ces eaux sont très-limpides, d'une saveur légèrement salée et piquante, sans être désagréable; elles sont particulièrement onctueuses à leur source. Il s'en dégage continuellement une grande quantité de bulles de gaz

---

* Le chemin de fer, récemment terminé, de Montpellier à Cette, deux villes qui ne sont plus séparées que par une demi-heure d'*intervalle,* rapproche également Balaruc de Montpellier.

acide carbonique et de gaz azote, qui viennent crever
à la surface. Elles sont très-chaudes; leur température
s'élève de 48 à 50 degrés centigrades. * La source est in-
tarissable; on la voit sourdre à un mètre à peu près au-
dessus du niveau de la mer; son fuyant verse journellement dans l'étang cent mètres cubes d'eau minérale,
c'est-à-dire, cent mille litres, qui contiennent bien mille
kilogrammes des sels divers qui entrent dans sa composition.

Propriétés chimiques.

Eaux salines acidules de première classe, les chimistes
Brongniart, Figuier, St-Pierre les ont analysées avec
soin. Dans ce moment, le docteur Rousset s'occupe d'une
nouvelle analyse, que les progrès de la chimie rendaient
nécessaire : des essais d'indication lui ont fait constater
la présence du *brôme*. Elles contiennent par kilogramme
d'eau six pouces cubes de gaz acide carbonique et dix
grammes de sels divers; des hydrochlorates de soude, de
chaux et de magnésie, des carbonates de chaux et de
magnésie, du sulfate de chaux et une quantité inappré-
ciable de fer tenu en dissolution dans l'acide carbonique.

Propriétés médicinales.

Leur analyse médicale, bien autrement importante, a
fixé l'attention de tous les médecins et professeurs de

---

* Toutes les indications de température, dans cette notice, sont
établies d'après la division centésimale.

Montpellier. La plupart en ont fait l'objet de leurs médi-
tations et de leurs écrits. Leurs successeurs, qui, comme
eux, envoient à Balaruc les nombreux malades que
l'École de Montpellier attire près d'eux de toutes les contrées de l'Europe, ont confirmé les vertus héroïques de
ces thermes. — Même chose au dehors. Les mémoires et
prix de l'Académie royale de chirurgie de Paris, four-
millent de cas nombreux où les eaux minérales de Balaruc ont été employées avec succès. — L'on sait que Chirac,
médecin de Philippe d'Orléans, régent de France, par-
vint, par le moyen des eaux de Balaruc, à calmer les
douleurs de ce prince, blessé, en 1706, au siége de
Turin. — « L'expérience a appris, dit Dulaure, que ces
eaux sont excellentes contre la débilité des fibres et contre
les pâles couleurs. Les personnes atteintes de cette dernière maladie, par chagrin ou par amour, trouvent dans
ces eaux un remède salutaire : elles ouvrent tous les
conduits obstrués, et font cesser les tremblemens et les
vertiges. »

Les maladies que l'on observe et que l'on guérit le
plus fréquemment à ces eaux, sont :

La paralysie et ses nombreuses espèces, partielles ou
générales;

La danse de St-Guy, la pseudo-chorée, les tremblemens, etc. ;

Les rhumatismes chroniques par faiblesse;

Le relâchement des muscles, des tendons et des li-
gamens ;

Les affections paralytodées de l'enfance ;

Les affections scrofuleuses de tout genre, avec ou sans suppuration ;

Les tumeurs blanches ;

Les accès de fièvre rebelles avec obstruction ;

Les pertes blanches, les pâles couleurs ;

Les engorgemens et ulcérations de la matrice, etc., etc.

Ces bains ont en outre leur *va-tout*, comme toutes les eaux minérales ; mais ils sont remarquables en cela qu'ils sont appelés tous les jours à guérir des malades qui ont vainement fréquenté d'autres eaux, surtout pour les *paralysies* et pour les maladies *insolites* ou *indéterminées*, réputées le plus souvent incurables. — A ce tableau, grâce à la minéralisation des hydrosulfates, vivement sollicitée de nos jours et récemment réalisée, nous pouvons ajouter les nombreuses maladies cutanées, celles par rétrocession, etc.

Le mouvement, en 1857 et en 1858, a été d'environ cinq cents malades par an.

La tenue des eaux à Balaruc, se continue du 1er mai au 30 octobre ; néanmoins, on y distingue deux saisons médicales pour les affections paralytiques qui proviennent d'une lésion des centres nerveux, le cerveau, la moelle épinière ; celle du printemps et celle de l'automne, *mai* et *juin*, — *septembre* et *octobre*. — Du reste, l'établissement demeure ouvert, toute l'année, aux personnes dont la santé ne permettrait pas une trop longue attente.

Le séjour que l'on y fait, est, terme moyen, de vingt-un jours.

Hôpital civil et militaire.

Il est très-bien tenu ; il contient cinquante lits ; il est ouvert pendant quatre mois de l'année , mai, juin, septembre et octobre, aux malades de tous les pays , *urbi et orbi*. Cet hospice dépend de ceux de Montpellier ; il est desservi par des sœurs de la Charité. Le plus que chaque malade civil puisse y séjourner , est huit jours, avec l'agrément du médecin-inspecteur. A la vérité, les médications y sont accélérées matin et soir, dans l'intérêt des malheureux qui ont recours à ce puissant remède. Il y a une salle pour les femmes : on y reçoit annuellement de deux à trois cents malades.

La haute importance de ces eaux, leur puissante énergie , la gravité des maux qu'on y traite, etc., tout a décidé le médecin-inspecteur, M. le docteur Rousset, à une résidence permanente pendant la tenue des eaux.

DES DIVERS MODES D'ADMINISTRATION
DES EAUX.

Les eaux de Balaruc s'emploient sous toutes les formes et à des températures diverses : en

Boisson à doses altérante, laxative, purgative, drastique; à température diurétique, diaphorétique, etc. ;

Bains dans la source, par immersion, à 48 degrés ;

Bains dans la cuve, à 44° c. ;

Bains dans les baignoires, à des degrés divers ;

Bains partiels, locaux, demi-bains, etc. ;

Bains mitigés, bains de boue, bains portatifs ;

Bains de Balaruc hydrosulfatés ;

Douches simples ou doubles, à l'arrosoir ;

Douches à la paillasse ;

Douches à la pompe, fixes ou mobiles ;

Douches écossaises ;

Douches descendantes, à la pompe, dans l'étuve, avec ou sans friction, avec ou sans massage ;

Douches ascendantes pour la matrice ;

Douches ascendantes pour l'anus ;

Douches latérales capillaires, etc., pour les oreilles, les yeux, les fosses nasales, les fistules, etc. ;

Douches par affusion ;

Douches dans la vessie (sonde à double courant) ;

Étuve ou bain de vapeurs ordinaire, à 50° c. ;

Étuve ou bain de vapeurs, à 58° c. ;

Boues en application ou arénation minérale ;

Piscine de natation.

DE L'EAU EN BOISSON.

Dans aucune classe des thermales il n'existe de source meilleure pour la boisson, que celle de Balaruc. La température est parfaite (48° c.). Plus élevée, elle incommoderait; moins élevée, elle aurait le grand inconvénient des eaux tièdes, c'est-à-dire, de porter au vomissement. Sa constitution chimique est telle, qu'elle s'accommode à la pluralité des tempéramens, et qu'il n'est pas d'affection chronique qui n'ait à se louer de son emploi. — On est encore à recueillir d'exemples dans lesquels elle ait été malfaisante. Pas de mauvais goût, tempérantes et laxatives pour les premières voies, ces eaux sont éminemment apéritives et résolutives pour les secondes voies.

On les emploie à des doses diverses; on en rapproche ou on en éloigne les prises; on en fait varier la température, etc., selon les indications à remplir et les effets que l'on se propose d'obtenir.

Effet laxatif. — Habituellement, quatre à six verrées, prises à jeun, suffisent pour obtenir cette médication, surtout lorsqu'elle a été précédée de la période purgative. *

---

* Nous avons fait adopter des verres contenant 8 onces, nouveau poids, c'est-à-dire, 250 grammes.

D'après le nombre de verrées prescrites, l'on sait de suite la quan-

L'on connaît toute l'importance de la médication laxative long-temps continuée, pour combattre les engorgemens des viscères du bas-ventre, pour mettre fin aux
reliquats dont s'accompagnent les fièvres de mauvais caractère, *mali moris*, les affections bilieuses tenaces, les
convalescences prolongées, etc.

Effet purgatif ou *cathartique*. — Douze verrées deviennent nécessaires pour obtenir cette médication d'une
manière complète : souvent on s'arrête au n° 10, au n° 11.
— On en prend de suite deux verrées, que l'on répète de
vingt minutes en vingt minutes. L'eau avalée avec toute
sa température au griffon de la source, dans l'intervalle
d'une prise à l'autre les malades se promènent dans nos
longs corridors ou au midi de l'établissement. La médication, commencée de cinq à six heures du matin, est
continuée jusque vers huit heures, et terminée par une
écuellée de bouillon à demi fait.

Cette médication se répète pendant deux ou trois
jours, selon l'opportunité de la maladie, avant de se
mettre à l'usage des bains, des douches, etc.

Effet drastique, diarrhoïque. — Continuée pendant un
plus grand nombre de jours, ou portée à la dose de 15 à
20 verrées, l'eau de Balaruc devient facilement drastique, et s'accompagne de toutes les conséquences d'une

tité en poids d'eau avalée, et par suite, celle des sels et du gaz acide
carbonique contenus dans l'eau ingérée ; ainsi :

4 verrées (un litre), 10 grammes de sels ; 128 centimètres cubes
de gaz acide carbonique.

6 — (un litre et demi), 15 grammes ;

8 — (deux litres), 20 grammes ;

12 — (trois litres), 30 gr. (une once médicinale environ).

médication perturbatrice. — Cette médication , poussée hors de ses limites salutaires , conduirait facilement à la colliquation.

Effet altérant. — Lorsque l'on veut employer cette eau à dose altérante , on en prend une verrée matin et soir, le plus souvent coupée avec une des substances dont nous parlerons bientôt.

On en use de la même manière envers les tempéramens irritables, l'enfance, etc., en accommodant la température à la susceptiblité du malade.

Lorsqu'on veut que les eaux agissent sur le sang (*effet dépurateur*), il faut les prendre en petite quantité, à l'aide d'un chalumeau au besoin *, et pendant l'état de vacuité de l'estomac. Il n'est pas mal même d'avoir fait naître le sentiment de la soif par l'abstinence d'autres liquides : toutes les heures du jour peuvent être accommodées à cette médication.

Lorsqu'on désire obtenir l'*effet diaphorétique* (des sueurs), il importe que le malade prenne les eaux au lit, et en proportion des sueurs obtenues.

Il ne faut pas perdre de vue l'état habituel des organes génito-urinaires, dans l'emploi des eaux minérales en boisson. Lorsque cet appareil est compromis, que la glande prostate est engorgée, etc., il vaut mieux diriger leur action du côté de la peau.

---

* Pendant plusieurs années de sa vie, le célèbre médecin Broussais ne buvait que de l'eau, qu'il avalait lentement à l'aide d'un tuyau de paille.

Pendant les canicules, nous employons moins souvent la médication purgative; et nous le faisons toujours de très-bonne heure, avant que le soleil ait embrasé l'atmosphère.

La médication purgative, drastique, etc., nous réussit d'autant mieux, que l'atmosphère est plus humide. Il est des maladies dans lesquelles l'eau en boisson constitue seule toute la médication. On l'emploie alors *alternis diebus*, c'est-à-dire, un jour, l'autre non, à la dose de 10 à 12 verrées, pendant une vingtaine de jours.

Autre forme : Eau en boisson, à dose purgative, pendant trois jours de suite; le quatrième, repos et bain tempérant; encore trois jours de boisson, et puis un bain : ainsi de suite, jusqu'à douze boissons.

Dans des cas adventices où de nouvelles indications se dessinent, il nous est arrivé de varier la température de l'eau. Alors, par exemple, que nous la prescrivons en boisson aux repas, nous l'administrons froide, c'est-à-dire, à la température de l'atmosphère. — Il est des estomacs qui reculent devant *l'excitation calorifique des eaux thermales;* à ceux-là, des eaux refroidies. Même chose dans les affections du foie encore actives. — C'est ainsi que, chez M. D***, commissaire de marine anglaise, venu en France, à la suite de la fièvre jaune, nous avons été conduit à administrer ces eaux, privées de leur température habituelle; et le malade les a, ainsi, très-bien supportées. — L'eau de Balaruc, à sa température naturelle, peut être considérée comme tonique, stimulante ou excitante ; tandis que, refroidie, elle ne conserve que sa tonicité et son action catharto-résolutive ; est diurétique, etc.

Quelques malades, à notre insu, boivent de cette eau avec excès, et cela à titre de tour de force. Cette pratique est vicieuse de tous points, et, plus que cela, elle n'est pas sans danger : elle peut amener un ballonnement du ventre fort inquiétant ; un relâchement de la vessie, avec incontinence ; un prolapsus du rectum ; une gastro-entérite, etc., etc.

Pour les personnes à faible constitution, pour celles surtout dont la poitrine est suspecte, l'adjuvant dont nous accompagnons l'eau, c'est le lait, à la dose d'un cinquième ou d'un quart. — Hoffmann a longuement signalé les avantages de cette association, dans sa dissertation : *De connubio aquarum mineralium cum lacte longè saluberrimo.*

Ce que prescrit quelquefois une indication formelle, est conseillé le plus souvent, dit Anglada, par les petites exigences de l'organe du goût ; le lait intervient alors pour surmonter de légères répugnances, et déguiser la saveur d'une boisson contre laquelle l'estomac élève quelques préventions.

C'est dans des circonstances analogues, que l'on associe à l'eau de la source une des préparations suivantes : des sirops de gomme, d'althæa, d'érysimum ; de l'eau de poulet ; du petit-lait ; de l'eau d'orge ; de l'eau de mauves.

Dans la période purgative, on est dans l'usage d'ajouter à la première verrée d'eau une demi-once de sel d'epsom

(sulfate de magnésie), ou deux onces de manne. — Aujourd'hui, on emploie moins fréquemment ces purgatifs ; l'eau seule est suffisamment active.

Pendant cette médication, les malades doivent avoir soin de se tenir suffisamment vêtus.

Au nombre des améliorations de cette année, nous devons signaler que la buvette à venir sera fermée à clef, et que, pendant la durée du service, la femme du concierge de l'établissement aura charge de verser à boire à tous les baigneurs.

DES BAINS.

Les bains, à Balaruc, sont administrés avec une très-grande attention, par rapport à la température. Tout s'y pratique le thermomètre à la main, sans préjudice des modifications exigées par des idiosyncrasies particulières.

Les bains sont administrés dans de grandes baignoires, qui permettent les frictions, le massage, etc. Elles contiennent chacune quatre cents litres d'eau environ, qui renferment bien quatre kilogrammes de sels divers.

L'on a de petites baignoires pour les enfans de tout âge.

Selon l'indication que l'on se propose de remplir, leur température varie depuis le 18e degré centigrade jusqu'au 48e ; et leur durée varie d'une demi-heure à quatre heures.

Les choses sont disposées de manière à pouvoir rechauffer, de bas en haut, les bains refroidis ;

A pouvoir donner des bains à eau courante, dans les cas rares qui les réclament ;

A pouvoir maintenir un bain prolongé, à une température uniforme ;

A graduer insensiblement la température d'un bain, depuis le 18e degré centigrade jusqu'au 48e.

Règle pratique. — Un malade ne doit jamais entrer dans son bain, que l'eau n'ait été reconnue à la température prescrite par le médecin. Il vaut mieux être dans le cas d'élever la température du bain, que de l'abaisser. Rien n'est plus incommode pour un malade, qu'un bain chaud qu'on est obligé de refroidir, sans parler des autres inconvéniens.

Il importe également que le malade reste immobile dans le bain dont on veut élever la température. Nous avons vérifié plusieurs fois, sous cette condition, qu'une température de 35° c., que l'on avait peine à supporter en y entrant, pouvait impunément être portée à 45°, sans que le malade se plaignît le moins du monde. — Dans ces cas exceptionnels, le médecin ne désempare pas d'auprès du baigneur.

Maintenant, il est facile de concevoir les divers modes d'action que l'on peut espérer avec une source qui permet une variante de 30 degrés.

Les bains très-chauds se prennent également par immersion de cinq à dix minutes au plus dans la source ,
ou dans la baignoire qui est placée tout à côté.

Au sortir du bain, on est enveloppé d'un peignoir de
laine préalablement chauffé; et, ainsi emmaillotté, l'on
est déposé dans un lit de repos suffisamment bassiné.

Fréquemment, nous sommes dans l'usage de faire
prendre 4 à 6 verrées d'eau aux baigneurs : les deux
premières verrées, lorsqu'on est entré dans le bain ; les
deux suivantes, avant d'en sortir, et les deux dernières,
lorsqu'il y a lieu, avant de quitter le cabinet.

Cette action sera bien plus complexe, si elle est combinée avec l'effet si énergique des douches.

Les bains, aujourd'hui, le cèdent en puissance aux
douches dans tous les grands établissemens; néanmoins,
dans quelques cas nous les préférons, aidés du concours
salutaire des frictions et du massage. Ordinairement, ils
précèdent, à Balaruc, l'emploi des douches, et quelquefois ils constituent à eux seuls tout le traitement, au
grand avantage des malades.

Bain mitigé. — Dans un des cabinets de bains se trouve
un robinet qui fournit de l'eau douce pour mitiger l'eau
minérale, dans les cas de sensibilité nerveuse exaltée.

Bains de boue. — Dans les affections paralytodées de
l'enfance, nous employons avec succès les bains de boue,

c'est-à-dire, d'eau boueuse, comme il sera dit à l'article *Boue.*

Bains portatifs. — Dans les cas d'urgence, les malades peuvent se baigner dans leur chambre, à côté du lit.

Des bains partiels. — On prend journellement, dans l'après-midi, des bains partiels des membres supérieurs ou inférieurs, des pédiluves, des manuluves, etc. On emploie fréquemment les bains de pieds, à la suite des douches; et cela, à l'imitation des néothermes, pour contre-balancer le mouvement *péristaltique* du sang vers les extrémités supérieures, accéléré quelquefois par les vapeurs dont le malade est enveloppé à la douche.

Les bains de pieds chauds, c'est-à-dire, pris dans un puits de la source, ne doivent pas dépasser huit à dix minutes; au-delà, le mouvement fluxionnaire qu'on appelle sur les extrémités, se réfléchirait vers la tête. — Les bains de pieds pris dans un baquet, à la température de 35°, sont les plus salutaires, comme l'avait remarqué Marcard.

Les demi-bains ou bains à mi-corps dans des baignoires recouvertes, sont employés dans les cas où l'on veut augmenter la température, sans danger de congestion cérébrale; dans les paraplégies, par exemple : la vapeur qui s'élève de l'eau échauffe suffisamment les parties non immergées.

Les bains de siége sont souvent employés pour des affections hémorrhoïdales, utérines, urétrales, etc.

BAINS AVEC L'EAU DE BALARUC HYDROSULFATÉE.

Ces bains réunissent dans leur composition les deux élémens thérapeutiques épars, qui constituent essentiellement et presque exclusivement la puissance de toutes les eaux thermales ; savoir : les *sels* et le *soufre*. C'est donc à cette double composition qu'elles sont redevables incontestablement de leur héroïque efficacité :

1° Contre toutes les maladies cutanées, tant chroniques que récentes, sans en excepter la dartre squameuse humide, la pustuleuse couperosée de la face, la rongeante, etc., contre lesquelles elles jouissent d'une action tout-à-fait spécifique ;

2° Contre les ulcères atoniques de la peau ;

3° Contre les engorgemens chroniques des glandes ; les squirrhes même ulcérés des seins, des viscères ; les métrites chroniques avec leucorrhée, même alors qu'il y a ulcération ; les caries des os et des cartilages ; les trajets fistuleux. *

Depuis long-temps cette association est mise en œuvre par MM. les professeurs Billerey, de Grenoble, et Montain, de Lyon. Nous devons aux bienveillantes commu-

* Billerey, professeur à l'École de Grenoble.

nications de ces deux médecins, d'avoir été encouragé à ce nouveau système de médication, que M. Poirson, chirurgien-major du génie, avait officiellement demandé dans l'intérêt des militaires dont la santé est confiée à ses soins, et que la haute minéralisation des eaux de Balaruc nous a rendu si facile.

De puissantes analogies devaient faire espérer que certaines préparations sulfureuses se combineraient parfaitement avec ces eaux, qu'elles *s'animeraient*, se *thermaliseraient* en quelque sorte sous leur influence : c'est ce que l'expérience a confirmé, avec cet avantage que l'ingrédient sulfureux peut s'y associer en différentes proportions, selon les besoins de la thérapeutique.

Bien que cette combinaison *salino-sulfureuse* ne soit chez nous qu'une médication auxiliaire, nous nous en promettons de beaux résultats dans les affections cutanées et dans celles de l'utérus, tant sous la forme de bains, que sous celle de douches.

BAINS DE PROPRETÉ.

On se propose d'établir deux bains d'eau douce, pour les personnes en santé qui accompagnent les malades.

DES DOUCHES.

La douche est une colonne d'eau qui vient frapper, avec une vitesse déterminée, une partie quelconque du corps. Elle est variable sous le rapport de la température,

du volume, de la force, de la forme et de la durée, et,
de plus, sous le rapport de ses combinaisons avec les
autres médications hydrologiques.

Des douches simples et doubles. — Ces douches, que l'on
distingue en simples ou doubles, selon qu'elles occupent
un ou deux doucheurs, une ou deux doucheuses, succèdent
en général aux bains, et précèdent les douches à la
pompe. En même temps qu'elles sont préparatoires à une
action plus énergique, elles ont le grand avantage d'être
accompagnées de frictions : leur durée est de vingt minutes. Ces douches sont dites sèches, lorsque l'eau pro-
jetée sur le malade ne séjourne pas dans la baignoire;
elles sont dites humides, lorsque l'eau est retenue, et
qu'insensiblement la personne malade s'y trouve im-
mergée.

Douches sur la paillasse. — Balaruc est peut-être le seul
établissement du royaume, où l'on douche les apoplec-
tiques de la manière suivante : — Le malade est étendu
de tout son long sur une paillasse, la tête tournée vers le
plafond et suspendue sur un des puits de la source. Un
homme de service, à l'aide d'un entonnoir, laisse tomber d'assez haut de l'eau immédiatement puisée dans la
source, pendant qu'un autre doucheur frictionne, brosse
vigoureusement les tempes, les orbites, le cuir chevelu
ainsi arrosés, et cela pendant quinze à vingt minutes, durant lesquelles le malade défend ses yeux et son nez
avec une de ses mains placée en auvent.

Dans les affections de la vue (les amauroses), après cette manœuvre le malade se retourne, et, placé à plat-ventre, la tête recouverte d'une nappe qui couvre également le puits, il hume pendant quelques minutes la vapeur qui se dégage de l'eau.

Astruc, célèbre professeur de l'École de Montpellier, qui a écrit sur nos bains, il y a cent ans, raconte qu'ayant passé quelques jours à Balaruc, il fut témoin de ce mode d'opérer ; il témoigna vivement la crainte qu'il avait qu'un violent raptus ne fût la conséquence de ce procédé. Le doucheur se hâta de le rassurer, en lui disant que, depuis plus de trente années qu'il douchait des malades, il n'avait pas été témoin d'un seul accident. Remarquez qu'il devait en avoir douché un grand nombre, attendu que ces eaux étaient très-courues alors, et que, à cette époque, les douches à la pompe n'étaient pas en usage.

Cette manière de doucher, qui remonte bien au-delà de 150 ans, s'est continuée jusqu'à nous. En 1834, nous l'avons trouvée en pleine activité. Annuellement nous recevons d'anciens paralytiques guéris à ces eaux, dont ils sont des habitués, qui ont conservé un souvenir reconnaissant envers ce mode d'administration, auquel, nous sommes obligé d'en convenir, nous n'avons aucun mauvais effet à reprocher.

Il est vrai de dire qu'aujourd'hui nous l'employons moins fréquemment; nous préférons que le malade soit placé verticalement dans une baignoire, les pieds recouverts d'eau de la source, et quelquefois même tout le

corps, quand la température atmosphérique est refroidie.
— En cela, nous l'avouons, nous avons cédé à l'influence
des nombreux travaux de l'époque sur l'encéphale.

Néanmoins, respectueux envers le passé, et convaincu
qu'une pratique quelconque qui date de si loin, doit
avoir une raison d'être de sa longue existence, nous
nous serions bien donné de garde de la supprimer.

D'après ce récit, l'on jugera combien était exagérée
la crainte de congestion cérébrale que l'on avait mise si
gratuitement sur le compte des eaux de Balaruc.

Des douches à la pompe. — Ces douches sont fixes ou
mobiles : l'eau tombe d'une hauteur de quatre à cinq
mètres. — Aux douches fixes, le malade présente la
partie souffrante au jet de l'eau ; il la rapproche ou l'en
éloigne, suivant la sensation qu'il en ressent, reste immobile, etc. Ces douches sont le plus habituellement
locales.

Aux douches mobiles, le doucheur va à la recherche
des parties malades ; suit les régions indiquées ; s'éloigne,
se rapproche selon le besoin ; frappe les parties en for-
mant avec le jet des angles de différens degrés, selon la
sensibilité de la région percutée ; passe rapidement ou
s'arrête ; douche en gerbe, en nappe, en faisceau, par
aspersion ; lèche la partie ou la rougit, etc.

Ici encore, l'avantage d'une température variée
comme aux bains, dont la sensation diffère depuis la
peau ansérine (chair de poule) jusqu'à la rubéfaction.

Le jet des douches varie en volume depuis un milli-
mètre jusqu'à ving-deux : à ce volume, il serait difficile
de se tenir debout sans appui.

La durée d'une douche ordinaire est de dix à vingt
minutes ; au-delà de ce terme, elle est considérée comme
insolite.

La force de la percussion est variable, selon que le
doucheur s'éloigne plus ou moins du malade : le piston
est tenu ordinairement à six pieds de distance.

Pour les douches locales, l'on a des conques qui
circonscrivent le jet de l'eau et permettent de doucher
juste l'espace le moins étendu, le visage, par exemple ;
au bras, pour des ganglions, etc.

Aux douches générales, l'on se sert de divers écrans
pour se défendre des éclaboussures. Ces ustensiles ont
encore l'avantage de constituer un nouveau mode de
doucher, celui par *réflexion*, c'est-à-dire, que la douche
frappe sur l'écran, qui rejette l'eau en pluie sur telle ou
telle partie, à la grande satisfaction des malades chez lesquels on désire produire une sorte de chatouillement.

Pendant l'action des douches, le malade est placé
dans une baignoire, debout, ou assis sur un tabouret
tournant, enveloppé d'une douce vapeur qui se renou-
velle à tout instant. Un vasistas bien entendu permet
d'augmenter à volonté la masse d'air renfermé dans l'appartement.

Le bain de pieds et de jambes vient se combiner avec

la douche, en retenant une certaine quantité d'eau dans la baignoire. — En fermant en entier le robinet d'émission pendant toute la durée de la douche, la baignoire s'emplit suffisamment pour que le malade puisse s'y immerger en entier. Au moyen d'un robinet d'eau refroidie, le doucheur met la température au point convenable, dans un moment indivisible.

Une troisième combinaison qui vient s'associer à la douche, c'est l'eau en boisson au moment où la douche cesse : nous l'employons dans l'intention de continuer la diaphorèse.

Le malade, enveloppé d'une couverture de laine ou d'un peignoir en flanelle, recouvert d'un drap de lit préalablement chauffé, les pieds et la tête étreints dans une serviette chauffée, est ainsi transporté à porteurs dans son lit, où il reste une heure environ ainsi emmaillotté ; on lui fait prendre une écuellée de bouillon.

Quelquefois nous associons à la douche, à la pompe, les frictions et le massage, dont l'action ajoute tant à celle de l'eau ; mais les doucheurs y répugnent, dans la crainte de prendre mal au sortir de l'appartement : le plus souvent nous réservons cette mesure pour la douche établie dans l'étuve, et que nous appelons *étuve-pompe*.

Une main-courante sera établie sur les parois d'enceinte de la baignoire, afin que les malades qui se tiennent debout, puissent y trouver un appui.

Des douches écossaises. — Ces douches se composent de

deux robinets, dont l'un projette de l'eau refroidie, et l'autre, de l'eau chaude (l'une et l'autre de la source); tantôt on les fait agir successivement, tantôt simultanément. — Ce système de douches, nouvellement établi à Balaruc, sera d'un haut intérêt pour la médecine perturbatrice, si souvent de mise dans les maladies chroniques. Nous nous en promettons de grands résultats dans la danse de St-Guy, et dans ces tremblemens, suite d'instabilité musculaire, contre lesquels les moyens pharmaceutiques et chirurgicaux sont restés impuissans.

Dans ce nouvel appareil, nous pourrons également modifier le volume et la température de l'eau, sa forme, sa durée, etc., etc. (Voyez l'article *Douches par affusion.*)

Douches fixes à la pompe, dans l'étuve. — (Voyez l'article *Étuve.*)

Des douches ascendantes pour la matrice. — Ces douches devenaient de plus en plus nécessaires. Les succès nombreux que nous avions obtenus, à l'aide du clyso-pompe, dans les engorgemens de la matrice, les leucorrhées (fleurs blanches), si fréquentes de nos jours, ne permettaient plus de différer cet établissement.

Les eaux de Balaruc sont on ne peut pas plus résolutives. Nous avons de fortes raisons de penser que ces eaux, rendues hydrosufaltées, rencontreront peu d'affections de matrice, si graves qu'elles soient, dont elles ne puissent triompher : nous nous sommes déjà expliqué sur la minéralisation des hydrosulfates par ces eaux.

—Il n'est pas besoin de dire combien la température
doit être graduée, ménagée, appliquée avec soin, etc.—
Les appareils seront disposés de telle sorte que chaque
malade pourra se doucher elle-même dans son bain, si
elle le désire ; non-seulement sans le concours des femmes de service, mais même à l'insu de sa femme de
chambre, de sa domestique, etc., dont la présence
alarme quelquefois ou la pudeur ou l'amour-propre.

Ces douches seront à double courant continu, comme
celles pour la vessie, avec des *en-bouts* en gomme élastique, etc., ce qui n'a pas encore été pratiqué, que
nous sachions.

Douches ascendantes anales. — Ces douches sont du
plus haut intérêt dans quelques paralysies qui s'accompagnent de constipation opiniâtre ; elles viennent concourir efficacement au succès des bains, douches, etc.
Dans bien d'empâtemens, d'engorgemens du foie et des
autres viscères de l'abdomen, dans les affections atrabi-
laires, comme disaient les Anciens, elles sont d'un grand
secours. La température en est variable ; cependant, la
plus haute température de ces eaux est facilement sup-
portée par la muqueuse intestinale. — Ces douches, indépendamment de leur action évacuante par dilatation
de l'intestin à une assez grande hauteur, impriment une
secousse à tout l'appareil gastrique, et excitent sa tonicité
et sa contractilité de tissus. — C'est dans cette intention
que, d'après le précepte de Kœmpf, nous faisons souvent
administrer aux malades, dans le rectum, des injections

de l'eau de la source, ramenée à la température de 20°, avec prescription de la retenir deux ou trois heures.

Les maladies de matrice, par atonie, se trouvent bien également de cette méthode.

Nous nous proposons de faire confectionner des canules en gomme élastique, divisées longitudinalement par un diaphragme, de manière à obtenir un double courant.

Dans les cas de relâchement ou de paralysie du sphincter de l'anus, il importe de grossir suffisamment le volume de la canule, pour que l'eau de l'injection ou de la douche ne s'écoule pas entre l'orifice et la canule.

Ces douches, ainsi que les écossaises et les utérines, seront un nouveau bienfait de cette année.

Douches auriculaires, oculaires, nasales, fistulaires. — De nos jours, dans beaucoup d'établissemens, l'on injecte encore les oreilles et les autres cavités avec de petites seringues. Ce procédé nous a paru défectueux, et par son intermittence, et par l'introduction de l'air lorsqu'on emplit le corps de pompe. — Nous avons jugé préférable d'appliquer à la grande douche des ajutages divers, d'un, deux, trois millimètres, à volonté, et de doucher l'intérieur de l'oreille avec le même avantage que les autres parties du corps, pour la température, la durée, l'obliquité, la force, etc. Même chose pour le globe oculaire, lorsqu'on a l'intention d'exciter la membrane iris ou la rétine, soit médiatement à travers la cornée,

soit sympathiquement par les cartilages tarses, la caron-
cule lacrymale, les muscles droits et obliques, etc. —
Mêmes procédés et mêmes injections pour les fosses nasales, les fistules, etc.

Nous avons eu quelquefois l'occasion de faire des injections par la trompe d'Eustache, tant recommandées
par le docteur Saissy, qui s'est si bien trouvé de l'emploi
des eaux de Balaruc, dans les cas de surdité.

Après quelques jours de persévérance, la cornée trans-
parente supporte très-bien les douches à une température
modérée.

Des douches par affusion. — Ce mode d'emploi des eaux
manquait à notre établissement. Nous avons obtenu de
le faire établir dans l'étuve, qui sera le lieu le plus
convenable.

L'appareil se composera de deux paniers placés l'un
dans l'autre ; celui de dessous est fixe et tout percé
comme un crible ; celui de dessus est mobile et se meut
en cercle à l'aide d'une manivelle. Aussitôt qu'il est
rempli sous le jet des robinets, on le vide brusquement
dans le panier, en lui imprimant un mouvement de rotation qui porte son fond en haut, comme le ferait un demi-
segment de sphère. Le malade est placé au-dessous, et
reçoit un certain nombre de paniers ; chaque affusion
peut être portée à dix ou douze litres.

L'impression du froid sur le corps serait bien suppor-
table, si elle ne retentissait pas sur les poumons. Aussi il

nous a paru que la respiration se faisant bien dans l'étuve, les affusions y seraient mieux supportées; le corps, d'ailleurs, se trouvant réchauffé par la température de ce milieu pendant l'intervalle des arrosemens. Cette eau refroidie descend rarement au-dessous de 15 °, température cependant qui est froide, comparativement à celle du corps et à celle de l'atmosphère d'été. — L'Africain gèlerait là où le Groënlandais serait en sueur.

Dans les cas de paralysie de la sensibilité, ces affusions peuvent être faites avec l'eau de la source à sa température native. Les choses sont disposées également, de manière à pouvoir alterner les affusions froides avec les affusions chaudes, et à constituer ainsi *la grande douche écossaise.*

Douches dans la vessie. — Au moyen de la sonde à double courant, il nous est permis aujourd'hui d'atteindre la muqueuse vésicale, de tonifier son tissu, et de relever la contractilité émoussée de l'organe entier dans les affections paralytiques. Le vénérable premier président de la Cour royale de ...., a été guéri au moyen des douches à la pompe, à l'âge de 80 ans, d'une affection de la vessie, contre laquelle avaient échoué les moyens ordinaires.

Les catarrhes de la vessie se trouvent bien de cette médication.

Dans la paralysie d'origine cérébrale, il importe de veiller à l'émission des urines; de même que, dans les affections typhoïdes, il arrive quelquefois que le para-

lytique n'a pas conscience du besoin d'uriner : il est
utile de le sonder de quatre en quatre heures, quand
l'écoulement naturel n'a pas lieu.

Remarques générales sur les douches.

Notre honorable collègue aux eaux de Néris, M. de
Montluc, a eu l'heureuse idée de faire confectionner des
diaphragmes percés, dans leur milieu, d'un trou circu-
laire : il les fixe dans l'intérieur de l'extrémité du piston,
de la même manière que le sont les objectifs dans nos
lunettes d'approche. Il a fait une provision de ces diaphragmes de diamètres divers, selon le volume du jet
que l'on veut employer : un seul suffit. De cette sorte, le
jet est d'une précision mathématique : nous nous proposons de mettre ce perfectionnement à profit.

Pendant l'administration des douches, soit générales,
soit locales, quelques malades couvrent différentes parties du corps, ou de taffetas ciré, ou de flanelle. C'est
ainsi que, lorsque la tête ne doit pas être douchée, il
importe de se munir d'un serre-tête en taffetas ciré. Les
malades qui portent un séton, ont le soin de prolonger le
derrière de leur bonnet comme un rabat, de manière à
garantir cette partie des éclaboussures de la douche. On
met à profit des gilets, des caleçons, des tabliers, selon
la partie qui doit être douchée.

Les plaies des moxas et des cautères, recouvertes ou
non de sparadrap, ne s'opposent point à l'action des
douches : le doucheur a soin de les éviter.

DE L'ÉTUVE - POMPE.[*]

L'étuve ou bain de vapeurs est habituellement à 30°. Cette température humide est très-avantageuse pour développer une légère moiteur sur tout le corps, comme aussi pour faciliter la respiration des personnes dont la poitrine est grasse, muqueuse, catarrhale. Nous la mettons à profit également pour les malades atteints d'inflammation des paupières, des maux d'yeux, etc.; ils exposent leurs yeux, plusieurs fois dans la journée, à cette vapeur, et en général ils s'en trouvent bien.

La température de cette étuve était insuffisante pour obtenir une action plus énergique. Sur notre demande, on y a fait arriver une douche à la pompe, qui, à volonté, peut élever la température de ce lieu de 8°, et la porter ainsi au degré 38, qui est nécessaire pour obtenir une plus forte diaphorèse, etc. — Nous avons eu la pensée d'utiliser avantageusement cette douche dans les *sciatiques rebelles*, dans les *rhumatismes invétérés*, dans les *douleurs apyrétiques* de longue date; états morbides qui réclament des médications puissantes, et contre lesquelles et pommades et onguens ne sont plus de mise. — Le malade, placé dans l'étuve, sur un lit de canne, enveloppé

---

[*] *Tepidarium, vaporarium, sudatorium* des Anciens. — « Les Anciens usaient d'étuves si tempérées et si douces, qu'au rapport de Plutarque, le roi Alexandre, ayant la fièvre, couchait et dormait dedans; et les femmes des Gaulois y portant les pleins pots de bouillie, la mangeaient avec leurs enfans, qui se lavaient quand et elles. » — (Amyot.)

d'une forte vapeur, reçoit, de toute la hauteur de la pièce, une chute rapide d'eau brûlante, pendant qu'un doucheur, à muscles fortement développés, lui masse, lui pétrit les chairs, lui fait craquer les articulations, brise et rompt ainsi des adhérences cellulaires, et apo-névrotiques même, qui étreignaient trop fortement des parties sous-jacentes, vasculaires ou nerveuses, dissipe toute stase humorale, et délivre ainsi un infortuné de ses longues souffrances.

Essuyé avec des linges chauds, enveloppé d'une cou-verture de laine, le malade est porté dans un appar-tement à côté, dans un état de bien-être indicible. — Il en est qui suent au point de traverser draps de lits, couvertures, matelas, etc. Il en est qui nous ont offert une sueur épaisse, visqueuse, noire même. — Le mas-sage est d'un grand bienfait dans les maladies chroni-ques, chez les sujets dont la constitution robuste ne sau-rait redouter cette pratique.

Lorsque l'on prend l'étuve sans douche, que la pompe joue ou non, les malades ont les pieds dans un baquet empli d'eau de la source. Indépendamment du bien-être que cause à tout le corps la chaleur des extrémités, la tête et la poitrine s'en trouvent plus dégagés.

La durée d'une étuve ne se prolonge guère au-delà d'une heure : bien des malades s'arrêtent à une demi-heure.

L'étuve est éclairée d'en haut par une lanterne, et fournie d'un tuyau d'appel pour l'émision de la vapeur, quand elle s'est trop accumulée, qu'elle est incommode, etc.

Cette pièce est aussi disposée à recevoir une baignoire portative, de manière qu'elle peut satisfaire à elle seule à un système complet de médication hydrologique. A volonté, c'est un *vaporarium*, un *respiratorium*, une salle de bains, de douches, de massage, etc. Sous ce rapport collectif, elle est principalement utilisée pendant l'hiver, pour les malades qui fréquentent l'établissement dans cette saison.

DE LA BOUE (*ou arénation minérale*).

La boue qui est déposée au fond des puits, est employée journellement pour résoudre des tumeurs blanches, lymphatiques, strumeuses, etc. ; pour résoudre des tumeurs accidentelles, soit des masses musculaires, soit des extrémités, suite des foulures, des fractures, etc. On frictionne d'abord la partie avec de la boue tamisée, et on la recouvre largement de cette même substance ; un linge, disposé d'avance, enveloppe le membre et le cataplasme. La température de ce topique est maintenue et avivée par de l'eau de la source, dont un homme de service le tient continuellement arrosé. — La durée de chaque application est d'une heure environ. — On l'emploie quelquefois en cravate, dans les affections de la gorge, du larynx, etc. Ce remède est applicable à toutes les régions du corps.

Nous l'employons également en bains chez les jeunes enfans ; c'est-à-dire, qu'après leur avoir frictionné tout le corps pendant dix minutes avec de la boue tamisée, on les plonge, recouverts de cet enduit, dans un bain dont la température a été réglée d'avance, où ils séjournent une vingtaine de minutes.

Les succès de cette médication sont journaliers.

Dans les foulures, les engorgemens chroniques, nous sommes dans l'usage de faire doucher le matin la partie, et de la revêtir le soir avec de la boue. Il est difficile que le mal résiste à ces deux énergiques médications, si le malade garde le repos et le régime convenables. — La partie, au sortir du remède, bien lavée, doit être emmaillottée d'une bande de flanelle, quand c'est une des extrémités qui est affectée.

Quelquefois, au lieu d'une douche, on baigne pendant une heure la partie affectée que l'on veut soumettre à la boue.

PISCINE DE NATATION.

Plusieurs médecins qui sont venus visiter l'établissement, et notamment le professeur Cloquet, de Paris, nous ont fortement engagé à établir une piscine de natation, que l'abondance de la source rendrait très-faisable. Nous faisons des vœux pour que ce désir soit entendu du propriétaire; nous en retirerions un parti immense dans les cas nombreux de faiblesse paralytodée, que l'on observe dans l'enfance. L'action éminemment tonique et fortifiante des eaux, augmentée des mouvemens de la natation fréquemment réitérée,* le passage de la douche ou de l'étuve dans la piscine amèneraient de ces oscillations salutaires , dont les forces si mobiles de l'enfance n'auraient qu'à se féliciter. — Nous le répétons , nous espérons que, dans le budget d'une autre année, celui de celle-ci étant par trop chargé, figurera la dépense d'une piscine. La philanthropie de M. de La Roquette nous est un sûr garant que les réclamations faites au nom de la science et des pères de famille, sera comprise et satisfaite.

Il serait facile d'imprimer à l'eau de cette piscine les ondulations et les vagues de la mer.

Depuis plusieurs années nous retirons un grand avantage des immersions et de la natation dans l'eau de l'étang qui nous entoure (eau de la mer), combinées avec les bains et les douches de Balaruc.

* Véritable gymnastique aquatile sans dangers, et qui devrait toujours précéder la gymnastique aérienne, attendu que l'eau, à cause de sa densité, aide beaucoup aux mouvemens.

DE LA PUISSANCE VIRTUELLE DES EAUX DE BALARUC.

> Il n'est point de propriétés médicamenteuses absolues,
> il n'est que des effets médicamenteux.
> *Thèse inaugurale de l'auteur* (1822).

La lecture des meilleurs ouvrages sur l'hydrologie, même les plus récens, ne nous apprend rien sur l'action des eaux, ou mieux, nous laisse ignorer par quels effets ont été guéris les malades. On dirait que les auteurs se sont donné le mot pour garder, à cet égard, un silence profond. — Ce silence est désespérant en présence des cures nombreuses et même opposées que l'on met sur le compte de la même source, sans en donner raison. Aussi, qu'en est-il advenu? Une très-grande méfiance, en apparence légitime, envers ce genre de déclarations. Chaque médecin a cru reconnaître dans les publications hydrologiques, un tissu de mensonges auxquels un honnête homme ne devait pas s'associer.

Quelques auteurs, pour échapper à ce reproche, ont formulé des propriétés générales, dont ils ne se sont plus souvenus dans les histoires particulières qu'ils ont rédigées.

En y réfléchissant, nous avons été amenés à diviser l'action des eaux minérales en deux catégories :

La première, qui embrasserait les faits dont on peut donner une explication suffisante, d'après des phénomènes critiques, des perturbations, etc.

La deuxième comprendrait les guérisons plus vitales qu'organiques, qu'on ne saurait expliquer davantage que tant d'autres phénomènes physiologiques , hyper-physiques, etc.

A la première division appartiennent les effets thérapeutiques suivans, placés sans ordre : *sédatifs, d'expansion, de concentration, laxatif, purgatif, diarrhoïque, colliquatif, sudorifique, diaphorétique, diurétique, dérivatif, révulsif, tonique, antispasmodique, descalorinant, dispersif, anti-fluxionnaire, exanthématique ou attractif, résolutif, perturbateur, fébrile, etc., etc.*

Effets curateurs directement ou indirectement, selon qu'ils sont physiologiques ou fonctionnels, critiques ou spécifiques.— Mais ce n'est point ici le lieu de traiter cette question ; nous ferons remarquer seulement que l'ensemble de nos effets thérapeutiques embrasse la plupart des actions médicamenteuses, et qu'alors qu'une investigation éclairée indique que tel ou tel effet devrait ou pourrait ramener à la santé le malade qu'on a sous les yeux, nous accommodons tout à cette vue, et les eaux spécialement, par les *variantes* que nous offre leur température, les formes diverses sous lesquelles on les emploie, leur durée, l'intensité de l'action, etc., etc., de manière à constituer, du commencement jusqu'à la fin, une véritable médication. *

A la deuxième division, nous pourrions rapporter les

---

* Cette doctrine trouvera son application dans les comptes-rendus annuels.

effets oxygénans, hydrogénans, azoténans, ferrigénans, et les contraires, désoxygénans, déshydrogénans, etc.; en un mot, tous ceux qui appartiennent aux agens impondérés : — ce sont tout autant d'*inconnues*.

Il n'y a rien là de systématique; c'est de la médecine pratique rationnelle. Quand on a bien examiné un malade, on ne saurait échapper à cette question : Quel est l'effet thérapeutique, ou quels sont les effets thérapeutiques que l'on désirerait obtenir ?

La plupart des histoires de maladies recueillies aux eaux (nous voulons parler de celles qui sont bien rédigées), sont une confirmation du principe que nous proclamons, aux tâtonnemens près de leurs auteurs, qui ont manqué d'un principe pour se conduire et d'un but à atteindre.

La peau et les muqueuses sont les voies ouvertes à nos médications. Les injections par les veines n'ont eu place que dans les expériences des physiologistes.

L'observation clinique et les expériences prouvent que les eaux minérales agissent sur le corps vivant :

1° Par une impression directe sur les organes qui les reçoivent;

2° Par les molécules que l'absorption entraîne dans la masse sanguine;

3° Par le jeu des sympathies;

4° Par contiguïté d'organes;

5° Par révulsion.

Exhalations et sécrétions, et par suite excrétions augmentées ou diminuées, tel est le résultat le plus général que nous offre le tableau des crises, le tableau de la thérapeutique hydrologique. Là, viennent se ranger tous les effets antispasmodique, dérivatif, révulsif, antifluxionnaire, etc. Il est convenable d'ajouter un effet spécifique, c'est-à-dire, des crises sans changemens apercevables, *sine materie.*

Aucune eau du royaume n'est aussi fortement chargée de sels divers, que celle de Balaruc. La présence des gaz azote et acide carbonique, et celle du brôme, viennent encore ajouter à la puissante énergie de sa composition saline et de sa température, et expliquent toute l'importance que nous lui accordons : il est peu d'indications qu'elle ne puisse remplir. — Désormais, la médecine des eaux, moins routinière, moins empirique, deviendra plus rationnelle. — Puissions-nous concourir à cette heureuse amélioration, et nos vœux seront remplis !

Si l'eau minérale, sous chacun des modes d'administration que nous avons indiqués, constitue une médication distincte, il est facile de concevoir que la combinaison deux à deux, trois à trois, de ces médications, doit singulièrement agrandir la puissance virtuelle du remède :

La boisson combinée avec les bains, les douches, l'étuve, les affusions, les boues ;

Les bains combinés avec la boisson, les douches, l'étuve, les affusions, les boues ;

L'étuve combinée avec les douches, les affusions, les boues ;

Les douches combinées avec les affusions, les boues, etc.

l'ordre de succession ou de simultanéité de ces combinaisons, leur choix, leur durée, le volume et la température de l'eau, la présence ou l'absence des gaz, assu-
rent à la médecine une influence immense sur le corps
de l'homme malade.

Cette puissance complexe devrait être étudiée dans
l'action du calorique à divers degrés; dans la composition chimique de l'eau, qui fait qu'elle est elle-même
et non pas une autre; dans les différentes formes sous
lesquelles l'eau est employée; dans l'action physique ou
mécanique de l'eau, aux points de vue de la masse qui
est mise en mouvement, de sa pesanteur, de sa force de
projection ou d'immobilité, de sa durée, etc. ; et cela
en présence des états morbides multipliés que présente
l'homme dans l'état de société.

La solution complète d'un tel problème serait difficile
et longue, attendu que l'eau n'agit pas isolément par
telle ou telle des qualités que nous venons d'énoncer.
Ainsi, le calorique ne peut se séparer ni de la consti-
tion élémentaire de l'eau (*oxygène et hydrogène* combinés),
ni des principes chimiques qu'elle tient en dissolution ;
et, réciproquement, les actions mécaniques ne sauraient
s'isoler du concours physico-chimique du calorique et
des substances qui en font une eau minérale. Néanmoins,
nous essaierons de formuler quelques données pour aider
à l'élucidation du problème.*

---

* Nous nous proposons de publier un formulaire hydrologique ,
c'est-à-dire , un Traité de thérapeutique applicable aux maladies
chroniques observées dans les établissemens d'eaux minérales.

DU CALORIQUE.

Du calorique à 15° c. — A ce degré de température, le premier effet est le refoulement du sang et des liquides de la périphérie vers le centre ; il est caractérisé par le resserrement et la décoloration de la peau, la diminution du volume de la partie, et un sentiment de crispation et de frissonnement ; cet état est accompagné de la tension de la peau appelée, *chair de poule (algor)*. L'impression de ce froid, continuée sur tout le corps à l'état de nudité, arriverait facilement aux degrés désignés sous les noms d'*horror* et *frigor*.

Le second effet est le refoulement du sang à la périphérie, qu'on appelle réaction. Le sang revient à la peau, celle-ci rougit ; on y éprouve même un léger sentiment de cuisson et de chaleur. La transpiration augmente ; le pouls a repris sa plénitude ; les sources organiques de la chaleur animale redoublent d'activité. Les phénomènes de réaction sont d'autant plus intenses, que la température de l'eau était plus abaissée : à la suite d'une impression de 18 à 20°, il n'y a qu'une sensation de fraîcheur agréable. L'impression rafraîchissante causée par un bain à cette température, dure long-temps, tandis que, à 15° et au-dessous, il y a réaction, état fébrile, etc.

20 à 30°. — Les degrés intermédiaires, de vingt à trente, sont communément employés en bains, selon la sensibilité du sujet et son calorique propre, alors qu'il entre dans la pensée du médecin de tempérer, de soustraire du calorique, etc. : on arrive de la sorte du bain

frais au bain tiède, dont tout le monde connaît le bien-
être, lequel agit sympathiquement sur les voies urinaires, dépouille la peau des écailles qui en tapissent les
pores, dilate ceux-ci, augmente l'action des absorbans
qui s'appliquent aux divers agens pondérables et impondérés dont l'eau est composée.

Les bains, comme les douches, à cette température,
sont rarement de longue durée; prolongés, ils acquer-
raient une qualité sédative, que l'on pourrait mettre à
profit (chorée, pseudo-chorée, etc.).

50 à 55°. — A ces degrés, la peau commence à s'épa-
nouir, et les mouvemens s'effectuent de l'intérieur à
l'extérieur ; une légère moiteur se fait jour sans incom-
moder le malade.

55 à 40°. — L'action centrifuge se prononce de plus
en plus ; la diaphorèse s'établit abondamment ; le pouls
devient plus fréquent, la circulation plus active.

40 à 45°. — Les phénomènes respiratoires et circu-
latoires se dessinent de plus en plus, la face devient
vultueuse, les artères battent; un raptus est imminent
au-delà de dix minutes.

45 à 48°. — Les phénomènes ci-dessus s'aggrave-
raient, si, à cette température, le bain ne se bornait pas
à une simple immersion. — Quant aux douches, leur
action n'étant que passagère, promenées qu'elles sont
sur une vaste surface, ou fixées sur un seul point éloigné
en général des grandes cavités, aucun danger n'est à
craindre, à moins d'une grande mobilité idiosyncra-

sique ; elles rougissent fortement la peau, activent la circulation capillaire, etc.

Maintenant, l'on concevra facilement combien doit être perturbatrice la douche écossaise. Après l'effet de *concentration* produit par l'eau refroidie, au moment où la réaction va s'établir, la chute d'eau chaude doit l'accélérer, l'animer, pendant qu'une nouvelle projection de l'eau froide l'interrompt et vient faire prédominer les mouvemens de *concentration* sur ceux d'*expansion*, qui finissent par l'emporter. — Le médecin qui veut obtenir d'heureux résultats de cette médication, doit y assister, la diriger, et faire varier la durée du froid et du chaud selon l'indication qu'il veut remplir, les oscillations qu'il a jugées nécessaires, etc.

Au moyen du calorique combiné avec l'eau, l'on peut obtenir à volonté des mouvemens d'expansion ou de concentration du sang et des autres humeurs, selon que le système cutané ne fonctionne pas assez ou fonctionne trop, etc. ; établir des mouvemens fluxionnaires nouveaux, ou contrarier ceux déjà établis, et cela en mettant en œuvre, avec discernement, les bains, douches, boues, étuves, etc.

Nous avons déjà noté que, prise à l'intérieur, l'eau tiède pourrait être vomitive, ce qui est rare ; que, refroidie, elle est tonique, apéritive, diurétique ; qu'à sa température ordinaire, elle est stimulante par son calorique et sédative par ses gaz, tant à l'état liquide qu'à l'état de vapeurs.

. La thérapeutique des maladies chroniques fait un grand fond sur le calorique naturel des eaux à différens degrés.

La réaction qui a lieu par un bain froid ou un bain très-chaud (quoiqu'elle ne soit pas identique), peut donner la mesure des forces d'un individu malade, et avertir si l'on doit ou non continuer l'action des eaux avec une égale énergie. — Que d'empâtemens divers dans les organes parenchymateux qui sont d'ancienne date ; que de stases humorales, que l'on voit céder à la puissante influence de ces réactions !

Quatre températures sont toujours en présence dans les bains :

Celles de la personne malade { pulmonaire ; { tégumentaire ;

Celle de l'atmosphère ;

Celle du bain , douche , étuve , etc.

L'heureux balancement de ces quatre températures ne doit-il pas être d'une haute conséquence thérapeutique? Nous nous plaisons à le croire.

CONSTITUTION CHIMIQUE.

Cette eau , considérée dans l'ensemble des sels qui la constituent, se rapprocherait au premier coup-d'œil de la valeur des sels neutres , et de plus, des qualités spécifiques des bromures. Ces propriétés ne sauraient être étudiées isolément dans les chlorures, dans les carbonates, les sulfates, les bromures; non, cette étude doit être collective. — Connaître séparément la vertu du chlorure de sodium et celle du chlorure de magnésium, cé n'est pas connaître la vertu de ces deux sels combinés. Le problème se complique, si l'on ajoute à ce composé un troisième élément, le carbonate de chaux. — Une loi des affinités chimiques, la sixième, établit que les propriétés d'un composé sont en tout différentes de celles de ses composans.

Indépendamment des sels, l'eau de Balaruc présente de plus le gaz azote et le gaz acide carbonique. Ces deux gaz doivent exercer leur action sédative sur la muqueuse gastrique dans la boisson, comme aussi dans toutes les injections. Cette action a lieu également sur la surface pulmonaire dans l'étuve, comme nous l'avons déjà mentionné.

Les sels agissent sur les voies gastriques et urinaires, soit directement, soit par absorption, etc. — Dans le bain, leur action doit être différente; autre mode d'absorption. — Une analyse chimique ne s'opère-t-elle pas à la surface de la peau? Ne s'y opère-t-il pas un véritable *départ*, comme disent les métallurgistes? — Qui se chargera de traduire, en langage clair et précis, toutes les analyses, les transformations, les métamorphoses chimiques dont la peau et toutes nos muqueuses sont capables? Qui osera formuler la seconde analyse qui s'opère dans nos systèmes vasculaires, si compliqués, si étendus dans leur mille et mille contours?

ACTION PHYSIQUE.

L'eau agit aussi par sa masse, soit en boisson, soit en douches. Ainsi, depuis long-temps, l'on sait que les barrières, telles que le pylore, les sphincters, les valvules, etc., cèdent à la pesanteur d'un liquide, d'un fluide quelconque. Cette manière de prendre des masses d'eau a été conseillée par Sydenham, dans certains cas de *miserere*, de choléra sporadique, etc., aux fins de rompre le spasme du tube intestinal, et d'annihiler ses mouvemens antipéristaltiques. — Dans l'épidémie du choléra asiatique qui a régné de nos jours, on a mis ce procédé à profit. La thérapeutique des eaux doit garder le souvenir de ces faits.

Sous le rapport du volume, la douche est susceptible de modes d'action divers : depuis le simple chatouillement de la douche à l'arrosoir, jusqu'à la secousse douloureuse d'un jet de 22 centimètres de diamètre, s'intercalle une série de sensations et d'effets divers, que le degré de température rend encore plus variables.

FORME SOUS LAQUELLE L'EAU EST EMPLOYÉE.

L'eau de la source *en boisson* à des températures diverses, en quantité variable, etc., selon la manière dont elle est ingérée, debout ou au lit, etc., produit les effets purgatif, diarrhoïque, sudorifique, diurétique, incisif, révulsif, etc.

En bains, les effets humectant, tonique, antispasmodique, caléfians, décalorifians, etc., toujours au point de vue des variantes de température, de durée, etc.

En douches, injection, les effets dispersif, antifluxionnaire, diaphorétique, exanthématique ou attractif, emménagogue, détersif, résolutif.

On peut obtenir des résultats très-variés, en déterminant l'excitation du tissu cutané, à divers degrés. Par ce moyen, on retient une inflammation fugitive qui était près de l'abandonner, ou bien on lui donne un degré d'intensité bien supérieur à celui qu'elle avait déjà ; on modifie, d'une manière avantageuse, la sensibilité d'une portion plus ou moins étendue de cette surface ; on stimule des organes placés plus profondément, qui sont le siége d'un engorgement indolent, et on favorise leur résolution ; on active la résorption d'un fluide épanché ; on déplace une irritation nerveuse, une fluxion qui s'établissait sur quelque organe intérieur, une phlegmasie qui se fixait sur quelque viscère ; on arrête les progrès d'une lésion organique qui menaçait d'opérer la destruction d'une partie importante ; on produit un effet perturbateur ; on porte les mouvemens vitaux et les fluides du dedans au dehors, ou on dissémine, sur une grande surface, une irritation bornée à une petite étendue, et l'on en diminue ainsi l'intensité.

Par les étuves ou *bains de vapeurs* on peut obtenir les effets diaphorétique, expectorant, etc. ; par l'étuve combinée avec la douche ou l'affusion, la plupart des effets médicateurs : on peut produire une fièvre locale ou générale ; activer la circulation capillaire, quelquefois

4

celle des gros vaisseaux ; augmenter ou modifier les
fonctions de la peau ; déterminer une excitation, une
irritation plus ou moins forte sur cet organe. Telles sont
les principales indications à remplir lorsqu'on veut obtenir la résolution d'un engorgement quelconque, la résorption ou l'excrétion d'un fluide épanché ou retenu,
déplacer une irritation fixée sur quelque organe, faire
cesser un spasme ; lorsqu'on veut, en un mot, guérir
une maladie chronique.

Quant à l'application des *boues*, seules ou combinées
avec les douches, etc., leur effet est éminemment résolutif des engorgemens, des empâtemens, des tumeurs, etc. : en 1838, on en a obtenu de très-beaux
résultats chez plusieurs malades de distinction.

La durée des médications est subordonnée à l'ancien-
neté du mal, à sa ténacité, à sa période, etc. Comme on
l'a dit depuis long-temps, le remède doit être chronique
comme le mal. C'est ainsi que nous prolongeons le bain
plusieurs heures dans les cas de paralysies convulsives,
de tremblemens *incertæ sedis ;* que nous augmentons *la
durée et le volume* des douches, dans les cas où nous sol-
licitons la sortie d'un exanthème aux lombes, aux reins,
au périnée, etc. ; que nous retenons les malades pendant un et deux mois, lorsque nous jugeons que leur
rétablissement l'exige.

En général, les médications hydrologiques ne sont pas
assez prolongées, ou plutôt pas assez répétées (nous nous
expliquons). Dans bien des cas, il conviendrait de répé-
ter, dans la même journée, deux et trois fois la même

médication, pour maintenir l'effet physiologique obtenu :
l'intervalle de vingt-quatre heures d'une médication à
la suivante, est beaucoup trop grand. — Nous avons
souvent désiré qu'il en fût autrement, dans l'intérêt des
malades ; mais les repas, les parties de plaisir, les frais
même des bains, seront long-temps un obstacle. Néanmoins, nous ne nous découragerons pas, et nous espérons qu'au point de vue thérapeutique où nous avons
placé la médecine des eaux, ce besoin sera de plus en
plus satisfait. Nous ne désespérons pas non plus de voir
établir une *table hygiénique* pour les malades.

Appendice.

—

DE L'ACTION DES BAINS EN GÉNÉRAL
SUR L'ÉCONOMIE.

Les effets communs, quelle que soit leur température,
sont les suivans :

L'eau est un milieu plus dense que l'air, et à ce titre
nous fait éprouver, à un plus haut degré, les sensations
de froid et de chaud.

1° L'addition ou la soustraction du calorique se fait
donc beaucoup plus rapidement par l'eau que par l'air.
On sait qu'il est des maladies où il est utile de soutirer
du calorique ; il est bien des états morbides par épui-
sement, où il serait utile d'en ajouter, etc. Un ingé-

nieux auteur de nosologie n'a pas craint de faire une
classe de *calorinèses* et une de *décalorinèses*. — Sans doute
on aurait pu employer l'air froid; cependant, ce moyen
n'a jamais été régulièrement employé. Une enveloppe
d'eau a toujours été préférée, même au bénéfice de la
pudeur, et malgré sa transparence, la nudité n'y est point
alarmée comme elle le serait hors de l'eau : ce fluide
semble lui servir de voile.

2° Action mécanique ou de pesanteur qui ajoute au
poids de l'atmosphère ; pression telle, qu'elle cause à
certaines personnes une espèce d'oppression à l'épigastre
et à la poitrine, qui ne leur permet pas de prendre des
bains entiers, des bains de tout le corps. — Cette action
peut avoir son utilité dans les pléthores raréfactives.

3° Les bains, en empêchant le contact de l'air sur la
peau, s'opposent aux effets, d'ailleurs peu connus, de
l'absorption et de la décomposition de ce fluide ; de ce
fluide considéré comme véhicule d'agens impondérés,
d'agens putrides, malfaisans, etc. — N'y a-t-il pas eu
d'épidémies contre lesquelles on se serait avantageusement défendu par l'immersion prolongée dans l'eau ?*

4° L'absorption si active de la peau, dans bien des
circonstances, n'a-t-elle pas dû s'exercer dans les bains
avec avantage? Comment limiter la petitesse de cette
filière, par où l'eau est obligée de passer pour parvenir
dans la profondeur de nos parties? Ce crible vivant

---

* Aux Antilles, l'un des meilleurs moyens pour préserver de la
fièvre jaune les équipages et les troupes, consiste à les faire baigner
plusieurs fois par jour.

n'est-il pas en même temps un instrument d'analyse des élémens de l'eau, élémens communs à la constitution de notre économie, où ils peuvent se rencontrer en plus ou en moins dans certaines maladies.

5° Il s'opère également dans les bains un phéno- mène de véritable imbibition, si utile dans bien des cas de desséchement de nos tégumens et de l'économie entière.

6° Ils agissent par les sensations que déterminent les diverses températures auxquelles on les administre, de- puis la sensation *édonique* ou voluptueuse, jusqu'à la sensation pénible de la brûlure.

7° L'eau minérale, comme conducteur du fluide électro-magnétique, qui joue un rôle si varié dans les phénomènes vivans, peut tendre à rétablir l'équilibre entre les pertes ou les acquisitions que nous faisons, d'où peut dépendre l'état général de la santé.

EFFET MORAL.

En mentionnant les différens effets médicamenteux et thérapeutiques que l'on peut obtenir des eaux minérales, nous n'avons pas parlé de l'effet moral dont toutes les sources sont en possession sur le plus grand nombre de malades; effet bienfaiteur, qui ajoute tant à la puis- sance magique des thermes. — Lorsque l'on a long- temps souffert, que l'on a vainement imploré les secours ordinaires de la médecine, comment ne pas être impres- sionné favorablement, à l'approche des lieux consacrés au culte de la santé, véritables cours d'appel, où un

grand nombre de malades de tous rangs et de toutes
fortunes *, venus de toutes parts et envoyés par les
médecins de toutes les contrées, viennent, pleins de confiance et de foi, implorer la médecine des eaux.

Cette disposition de l'âme est si dominante, que bien
des malades, à peine descendus de voiture, demandent à
aller se plonger dans la piscine salutaire d'où ils atten-
dent impatiemment leur bien-être. — Qui pourrait les
suivre dans les soins qu'ils apportent à leurs nouveaux
remèdes, dans leur vigilance à observer le moindre
symptôme d'amélioration qui leur arrive? Qui pourrait
dépeindre leurs projets, leurs calculs, à mesure que leur
santé se rétablit? Avec quel bonheur ils retournent à des
pensées d'ordre, d'intérêt, de fortune, qu'ils repoussaient
la veille.....! Eh bien! nulle part ces jouissances ne
sont ni aussi fréquentes, ni aussi vives qu'aux eaux thermales. Elles sont communes à tous, heureux ou malheureux ; elles sont soutenues, chez la plupart, par les guérisons dont ils sont les témoins à tout moment. — Celui
qui guérit est orgueilleux de sa guérison, en présence
de ses compagnons d'infortune qui le félicitent à l'envi.
On dirait que, guérir tout seul, ce ne serait pas guérir.
Ici, comme dans les temples de Dieu, il est une com-
munauté de pensées, de vœux et de désirs.

* Les établissemens d'eaux minérales réalisent depuis long-temps
les vœux philanthropiques récemment exprimés par M. Raspail :
« Que le séjour des hôpitaux soit ennobli par l'opinion publique; que
» les hospices deviennent, non plus des égoûts de la misère, mais des
» temples de la Santé, ouverts à tous ceux qui souffrent, au riche
» comme au pauvre; de même que les temples de Dieu sont ouverts
» à tous ceux qui prient. »

EFFET PROPHYLACTIQUE.

Les eaux thermales présentent encore cette considération, qu'elles sont journellement employées à prévenir des maladies imminentes. — Les eaux de Balaruc sont renommées, pour prévenir les attaques ou les reprises. Annuellement on compte dix à douze personnes qui, menacées d'apoplexie, viennent nous demander de détourner l'orage : il serait heureux pour l'humanité, que tous ceux qui doivent être foudroyés, vinssent d'avance à nos piscines. La médecine est bien plus méritante quand elle prévient les maux, que lorsqu'elle les guérit. — Ces eaux sont également fréquentées et en plus grand nombre par des malades qui, ayant triomphé d'une congestion ou d'une hémorrhagie cérébrale, viennent annuellement demander à nos sources de les garantir contre les pénibles accidens dont elles les ont guéris. — Ces mesures préventives s'étendent à un bien grand nombre de maladies, surtout à toutes celles qui viennent par reprises : les névralgies, les rhumatismes, la goutte, les affections catarrhales, les fièvres d'accès rebelles.

EFFETS INEXPLICABLES, SPÉCIFIQUES OU INDÉTERMINÉS.

Parmi les effets thérapeutiques obtenus par l'action des eaux thermales. Il en est de communs à toutes les sources, et d'autres qui appartiennent plus spécialement à telle ou telle localité.

C'est ainsi que les effets évacuans, toniques et résolutifs sont du domaine des salines ;

Les effets toniques, apéritifs, emménagogues, de celui des ferrugineuses ;

Les effets sédatifs et dissolvans, de celui des acidules ;

Les effets cicatrisans, antidartreux, de celui des sulfureuses.

Mais indépendamment de ce signalement arbitraire ou incomplet, en ce qu'il ne tient compte ni de la température, ni des formes, ni de la densité de l'action, de sa durée, etc., il est juste de convenir, et à cet égard il y a, parmi les médecins des eaux, un concert unanime, que les eaux ont chacune des modes d'action, c'est-à-dire, des succès qu'on ne saurait expliquer.* La réputation populaire que plusieurs établissemens ont obtenue pour un certain nombre de maladies, les cures inespérées qui y ont lieu chaque année, viennent à l'appui de cette proposition. — Il ne faut pas que notre orgueil s'en alarme. L'homme le plus fort dans l'ordre scientifique médical, Hippocrate, dans plusieurs de ses aphorismes, nous a donné de grandes leçons de sobriété en fait d'explication. — Une science moins métaphysique que la médecine, la chimie organique, vient nous consoler de ce désappointement: elle nous apprend que les mêmes corps peuvent affecter des formes diverses sans cesser d'être eux-mêmes; elle nous apprend encore que des corps, ayant une même constitution chimique, peuvent différer

---

* L'on pourrait dire des eaux minérales en général, ce que Bordeu a dit d'un médicament fameux : « Qu'elles seront toujours » l'écueil de tous les raisonnemens, de tous les systèmes; qu'elles » sont, pour ainsi dire, suivant le cœur, suivant l'instinct, ou suivant » le goût de tous les hommes. »

étrangement de nature et de propriété. Les lois du *poly-morphisme* et de l'*isomérie* qui sont l'expression abrégée de ces faits, nous sembleraient rendre raison des analogies et des différences d'action des eaux minérales comparées entre elles, quelque singulières qu'elles nous paraissent : ainsi, d'une part, constance et proportionnalité dans les élémens constitutifs dont chaque eau est composée, et, d'autre part, différences d'effets médicateurs d'eaux minérales analogues et analogie d'eaux minérales différentes : force nous est donc de reconnaître ici un *quid ignotum*, comme dans tant d'autres questions de la philosophie naturelle.

EFFET SINGULIER DE L'EAU DE BALARUC.

Depuis long-temps on a noté en médecine, comme effet immédiat des bains froids, un phénomène de contraction d'après lequel la circonférence du corps diminue et d'autant plus que l'eau est plus froide : une bague trop étroite avant le bain, peut alors sortir d'elle-même. — Eh bien ! l'eau de la source à 48° produit un effet pareil sur les engelures des pieds et des mains : des engelures d'un beau développement, au point d'éclater, plongées quelques instans dans un des puits, quand elles sont aux pieds, permettent de se chausser avec des souliers dans lesquels on ne pouvait pas entrer auparavant ; même chose par rapport aux gants, après l'immersion des mains.

Comment expliquer cette analogie d'action entre des températures si différentes. A Balaruc, le fait que je raconte est populaire. La guérison des engelures est connue de tout le monde. J'en ai vu bon nombre d'exemples.

Je rapprocherai de ce fait celui d'un engorgement aigu survenu au pied droit d'un maçon, qui se laissa tomber du premier étage du pavillon de l'établissement : l'engorgement se forma à l'instant et devint considérable. Les personnes présentes à sa chute le portèrent de suite auprès de la source : trois bains de pieds prolongés avec toute la chaleur de l'eau, et deux applications de boue triomphèrent de cet engorgement et rendirent cet homme à son travail le surlendemain de l'accident. Par la méthode ordinaire des sangsues, des topiques, etc., cet homme en aurait eu pour trois mois, avec risque peut-être d'être estropié.

DES SECOURS QUE LA MÉDECINE DES EAUX EMPRUNTE A TOUT CE QUI L'ENTOURE : A LA PHARMACIE, A LA CHIRURGIE, A LA GYMNASTIQUE, A LA DIÉTÉTIQUE, A L'HYGIÈNE, ETC.[*]

Après avoir fait connaître tout ce que les eaux minérales pouvaient par elles-mêmes, seules et indépendamment de tout concours, hâtons-nous de déclarer que les choses ne se passent point toujours ainsi, et que la médecine des eaux s'entoure de tout ce qui peut aider à ses

---

[*] *De la combinaison des eaux de Balaruc avec les bains de mer de Cette.* — Cette association a été commencée sous les plus heureux auspices, par rapport à deux paraplégies et à plusieurs affections paralytodées de l'enfance. Nos honorables confrères de la ville de Cette ont pensé comme nous, que les affections lymphatiques, soit générales, soit locales ; toutes les affections par débilité, par asthénie, auraient de la peine à résister à un concours aussi énergique.

succès ; qu'elle met à contribution les airs, les eaux et les lieux, les médicamens et les remèdes, ce qui lui assurera un long empire et fera, de leur séjour, l'asyle médical le plus complet. En effet, lorsqu'on s'est occupé quelque temps des lois de l'organisme vivant de ses diverses physiologies, l'on est bientôt convaincu que la santé de l'homme réside dans un ensemble de moyens qui satisfassent son moral, si souvent de mise dans les maladies, qui modifient ses fonctions, ses actions organiques, accélérées, ralenties ou perverties, qui tiennent compte de ses besoins, de ses appétits, de ses diverses phases ou périodes, etc. C'est ainsi que nous entendons la médecine à Balaruc ; que nous avons recours à la saignée, aux ventouses (à l'acupuncture, à l'électricité, au galvanisme, au magnétisme même); que nous empruntons à la pharmacie ses préparations opiacées, quiniques, mercurielles, antimoniales, aurifères, argentifères ; que nous avons présentes les règles de la diététique et celles de l'hygiène ; que nous mettons à profit ceux des exercices gymnastiques qui peuvent s'adapter aux maladies que l'on observe le plus fréquemment à Balaruc : les paralysies, la danse de Saint-Guy, les tremblemens, les rhumatismes ; déclarant, avec la meilleure foi du monde, tout ce dont nous sommes redevables à ces puissans auxiliaires de nos eaux. Considérant la médecine comme un véritable apostolat, et non comme une œuvre mercantile, comme une œuvre de déception et de mensonge, notre pensée dominante est de guérir les malades qui fréquentent ces sources, et cela avec l'agrément et les avis des médecins qui nous adressent leurs cliens. Ce

n'est que par une véritable entente des médecins traitans
et du médecin des eaux, qu'il peut en résulter un bien
réel. Il nous est arrivé quelquefois de découvrir des
affections qui n'avaient pas été aperçues, et en cela, les
procédés hydrologiques sont un excellent moyen d'ex-
ploration. Nous nous sommes empressé d'en faire part à
nos confrères que cela intéressait. Nous nous faisons
également un plaisir, comme un devoir, d'accompagner
chaque malade, à son départ, d'une note médicale pour
son médecin, lorsque notre expérience nous fournit
quelques idées utiles à lui communiquer. Enfin, si la
médecine hydrologique n'est pas toujours heureuse, si ses
vœux et ses efforts ne sont pas toujours couronnés de
succès, elle trouve une consolation à sa douleur, dans
la pensée que son impuissance a été précédée de celle
des autres branches de la thérapeutique, la *diététique* la
pharmaceutique et la *chirurgique*.

EAUX THERMALES

DE

BALARUC - LES - BAINS.

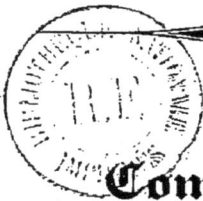

Compte-rendu

DES PARALYSIES, DES AFFECTIONS PARALYTODÉES, IMPOTENCES, ETC.,

Observées et traitées dans l'Établissement de Balaruc ; pendant le cours des quatre dernières années.

TABLEAU STATISTIQUE

DES PARALYSIES TRAITÉES A BALARUC-LEZ-BAINS.

—

1. *Fausses attaques, imminence, congestions cérébrales amovibles* 68

2. *Hémiplégies de la motilité, de la sensibilité* 282

3. *Paralysies, myélites* 70

4. *Paralysies saturnines* 4

5. *Paralysie générale incomplète* 23

6. *Paralysies partielles, hémiplégies faciales, etc...* 83

7. *Affections paralytodées* 82

8. *Impotence de Pott* 16

9. *Paralysies spasmodiques, chorée, pseudo-chorée, tremblemens* 31

10. *Paralysies* incertæ sedis 3

TOTAL 662

Depuis Borelli, les physiologistes ont répété à l'envi, qu'à la différence de nos machines ordinaires, dont le grand avantage est d'augmenter beaucoup les puissances motrices, de produire un grand effet avec peu de force, la nature, dans l'économie animale, employait un grand déploiement de forces pour peu d'effets. — On a dit de plus, que généralement la nature avait mis en jeu le levier le plus défavorable.

Quelque éloignement que l'on ait pour les causes finales, on ne peut s'empêcher de remarquer que la considération d'une machine quelconque doit toujours avoir lieu en présence du but auquel elle est destinée.

La mécanique humaine n'est pas seulement une machine de dynamique. En effet, la contemplation de ses nombreuses fonctions fait ressortir l'impossibilité de toute comparaison avec ce que les arts peuvent nous offrir de plus perfectionné.

Si l'on demandait à un artiste une mécanique qui eût assez de force pour satisfaire amplement aux besoins auxquels elle est consacrée; qu'à cet attribut elle joignît l'élégance des formes, le gracieux des contours; qu'elle eût en puissance ou en faculté la plus grande mobilité, avec la plus grande variété de mouvemens; qu'elle fût capable de passer brusquement d'un ordre de mouvemens à une série contraire, et cela dans le même moment, dans un moment indivisible; qu'elle pût satisfaire à tous les caprices dont l'imagination est capable, depuis la danse des peuplades sauvages, jusqu'à celles si variées des peuples modernes; qu'elle pût suffire à tout ce que les arts utiles ou d'agrément réclament; qui ne fût jamais en arrière de toutes les exigences de la gymnastique; en quelques mots, une machine inépuisable en action, en mobilité, en variété et en applications..... cet artiste ne désignerait-il pas la mécanique humaine comme le chef-d'œuvre demandé?

Maintenant, quel ne sera pas notre étonnement, si nous remarquons que tout cela se fait avec de la bouillie, de la pâtée; car les muscles, à l'état de repos, ne sont que cela. Mais leur organisation en fibres, en globules, etc., leur permet de passer, successivement ou brusquement, par les divers états de contraction, depuis la plus faible, jusqu'à celle du tétanos. La nature s'est donc peu inquiétée de la théorie des leviers ; elle savait par avance que son œuvre serait parfaite, comme pièce multiple, c'est-à-dire, à actions diverses, innombrables. La contraction de fixité ou d'arrêt, volontaire ou non, signalée par Barthez, fait, des muscles, des leviers de tous les genres, attendu que cette fixation ou situation fixe, placée sur telle ou telle portion musculaire, éloigne ou rapproche la puissance de la résistance, etc.

Admirable machine, plus savante que la volonté qui la met en jeu ; dans laquelle cent muscles divers savent se combiner en nombres variés ou différens, selon tel ou tel besoin, selon telle ou telle fonction ; dans laquelle ses leviers sont associés par solidarité, par synergie, etc. !

La nature est si riche dans ses modes d'action, que dans les espèces infimes : dans quelques arachnides, par exemple, elle n'a point de parties musculaires ; un léger tissu cellulaire contractile, souvent borné aux articulations, en remplit les fonctions ; et cependant, quelle vélocité ! quelle variété de mouvemens dans ces insectes !

Dans une mécanique unitaire, harmonique, comme est celle de l'homme, l'antagonisme musculaire ne saurait être compté comme résistance. (Ce mot *antagonisme* ne doit pas conserver ici toute sa valeur grammaticale.) Il cesse, dès que le besoin le commande ; il seconde les mouvemens des muscles opposés ; leur prête appui dans les mouvemens de lassitude, de suspension, etc.

Les leviers musculaires n'ont pas de puissance absolue ;

leur puissance est toujours relative au moment ; elle est susceptible de degrés ; elle peut s'accommoder aux résistances les plus faibles, comme aux plus fortes.

L'étude des paralysies, l'étude des affections spasmodiques, vient déposer en faveur de cette manière de voir. Aucune altération apparente n'a porté atteinte aux propriétés physiques des leviers de l'économie ; et cependant, quelle variété d'impotences relatives, depuis la résolution absolue de la paralysie complète, jusqu'aux mouvemens désordonnés de la chorée, de la pseudo-chorée ! Le paralytique qui naguère, avant son accident, ignorait que ses jambes et ses bras fussent capables de pesanteur, alors qu'appendus au tronc ils étaient si légers, si mobiles dans tous les sens, traîne maintenant sa jambe avec une difficulté extrême, ne peut imprimer le moindre mouvement à son bras, et il se plaint avec douleur qu'une pesanteur énorme s'oppose aux actes de sa volonté. — Que sont devenues cette prestesse, cette vélocité, cette adresse, cette déférence, qui, dans l'exécution, devinaient l'ordre ou plutôt le devançaient ? — Tout a disparu ; et cependant la vie anatomique se continue encore ; les parties apparentes sont les mêmes, le volume n'est point changé ; la température et la sensibilité le plus souvent sont conservées. — A tous ces titres, il nous paraît que la pathologie des affections paralytiques doit intervenir dans les questions de mécanique animale, — pendant que la thérapeutique de ces maladies doit faire ses profits des considérations que nous venons d'esquisser si rapidement.

Au nombre des différentes maladies que l'on observe

aux eaux de Balaruc, les paralysies se présentent en première ligne. La faveur populaire dont ces eaux jouissent à cet égard, est hors de toute contestation. Dans l'espace de quatre années, nous avons vu passer sous nos yeux 662 malades, atteints d'affections para-lytiques diverses. Peu d'établissemens pourraient offrir un chiffre aussi élevé ; disons mieux, il n'en existe pas qui aient réuni un si grand nombre de malades d'une même classe.

L'anatomie pathologique, dans ses brillans succès, a absorbé en entier toute l'ancienne pathologie interne. — Ce mode d'investigation n'étant point à notre dispo-sition dans les établissemens thermaux, attendu que la mort, quelque instructive qu'elle puisse être, n'y trouve pas d'asyle, il nous importe, sur toutes choses, de nous occuper de la vie, en acceptant avec reconnais-sance tous les travaux de l'école anatomo-pathologique. Ce n'est pas ici une question de doctrine à faire ou non prévaloir (la médecine des eaux met toutes les doc-trines à profit*) ; c'est le procès d'un grand nombre de

---

* NATURISTE avec Hippocrate, la médecine hydrologique admet, d'après Bordeu, que toute maladie aiguë ou chronique est un travail particulier, résultat des effets médicateurs de l'organisme, et que l'issue favorable de ce travail est une excrétion critique. L'usage bien entendu des eaux minérales a pour objet de mettre en jeu, d'*exciter*, de soutenir cette élaboration curative. Dans les affections chroniques remarquables précisément par la lenteur et l'embarras de ce travail, les indications, les contre-indications de leur usage, les précautions et les préparations qui les précèdent ou les accom-pagnent, reposent sur la même idée.

HUMORALE avec Galien, elle met à profit l'action éminemment

malades dont nous venons plaider la cause en présence
d'une médication qui n'est rien moins qu'indifférente.
Lorsqu'on a vécu auprès de paralytiques, que l'on a
été témoin de leurs souffrances morales et de leur vive

purgative de ses eaux, d'où les effets laxatifs, purgatifs, diarrhoïque (*hydragogue, cholagogue, panchymagogue* des anciens).

L'Empirisme a long-temps dominé la médecine des eaux. Les
empiriques avaient substitué aux raisonnemens et aux théories les
résultats de l'expérience : connaître la maladie, connaître le remède
étaient leur but. *Its oubliaient que l'on ne peut connaître une maladie sans une bonne théorie.* L'empirisme est le refuge des guérisons
opérées aux eaux minérales, dont on ne saurait rendre raison.

Méthodiste, Dichotomiste avec Themison, Brown, M. Broussais, etc., elle modifie la température, le volume de l'eau, la durée
et la forme de son emploi, concurremment avec le régime, pour
obtenir la détente la plus complète dans les affections avec roideur,
contracture, phlegmasie, etc., d'où les effets calmans, tempérans,
rafraîchissans, antiphlogistiques. — Dans les cas, au contraire,
d'asthénie, d'affections lymphatiques, strumeuses ; dans ceux de
convalescences prolongées, de débilités de l'enfance, etc., l'action
tonique de l'eau vient ressortir naturellement des bains froids et
très-chauds par simple immersion, des douches rapides et souvent
renouvelées, du massage, des frictions avec ou sans la boue, de la
gymnastique, d'un régime fortifiant, etc., d'où les effets excitant,
stimulant, tonique, analeptique.

Le spasme et l'atonie du Mécanicisme trouvent leur remède dans
les eaux minérales, comme nous l'avons dit à l'article du *Méthodisme.*

L'Animisme a servi les intérêts de l'hydrologie médicale, en faisant
connaître tout ce que l'âme a d'influence sur le rétablissement de
la santé ; en faisant mieux apprécier l'importance des modificateurs
dont l'homme malade est entouré. — L'espérance et la foi qui agi-
tent tous les cœurs aux approches d'une source consacrée au culte de
la santé, aident puissamment aux effets salutaires des eaux.

La thérapeutique des eaux s'appuie sur le Vitalisme aux points
de vue généraux et d'ensemble ; elle s'appuie sur les principes d'unité,
d'individualité, de résistance vitale, d'aptitude à réagir ; sur ses

espérance, comment ne pas être mû du désir de guérir
ou de soulager leurs maux?

Cette publication n'a pas pour objet de raconter une
longue liste de guérisons ; méthode usée et qui ne sau-

affections vitales, sur son activité autonomique , sa distinction des
forces en radicales et agissantes, etc. De là , les médications disper-
sives antifluxionnaires , par dérivation , par révulsion; les médications spécifiques, les médications générales, perturbatrices , méta-
syncritiques.

Elle est reconnaissante envers la médecine des ÉLÉMENS , sous le
rapport analytique d'états morbides complexes qu'il est utile de
séparer, de distinguer. — M. le Camus , médecin à Cauterêts , a
essayé d'appliquer cette méthode à la médecine hydrologique.

D'après l'ORGANICISME , l'hydrologie reconnaît l'influence des organes, leur irritation, leur inflammation fréquentes , et en conséquence localise ses actions , et emploie des médications topiques
plus ou moins persévérantes , plus ou moins énergiques.

CHIMISTE avec M. Baumes , la médecine des eaux admet des
maladies par désordre de l'oxygénation, de la calorification , de
l'hydrogénisation , de l'azotisation, de la ferrugination, etc. C'est
ainsi que le scorbut, les cachexies, la chlorose, les émaciations,
les pléthores diverses pourraient être rapportées à un désaccord
de chimie animale. Le jour où la chimie sera assez avancée pour
pouvoir agir sur la composition élémentaire de nos tissus, ce jour on
applaudira au génie qui, le premier, osa faire à la nosologie une
application raisonnable de la chimie pneumatique. — Mais, en quoi
l'hydrologie se rattache-t-elle à cet ordre d'idées ? Par les élémens
dont l'eau est formée, et dont la décomposition s'opère par nos
surfaces tégumentaires tant internes qu'externes, lorsque le corps
est placé dans les circonstances favorables à l'absorption , que le
choix des alimens vient y concourir avec la pureté de l'air qui
environne les sources. — Dans cette intention , on pourrait mettre à
profit les périodes d'abstinences appelées *cycles*, chez les anciens
méthodistes : cycle résomptif, etc. — Cette chimie n'est plus celle
de Descartes , de Sylvius de Leboë. — La chimie organique de nos

rait plus satisfaire les exigences de la médecine actuelle. Ce que nous nous proposons, c'est de faire savoir aux médecins que nous nous occupons activement des personnes qu'ils envoient à l'établissement dont l'inspection nous est confiée, et que l'on a réuni dans ce lieu tout ce qui peut concourir au bien-être et à la guérison des malades.

jours, la chimie atomistique viennent prêter un nouvel appui aux tentatives de M. Baumes, et aux expérances de la science.

Elle accepte volontiers du CONTRE-STIMULISME. Le fait de *tolérance* qui vient autoriser, encourager tout ce que les actions hydrologiques peuvent avoir d'énergie, dans les cas de paralysies indolentes, de rhumatismes tenaces, de sciatiques rebelles, etc., sans le moindre danger pour les malades.

Quant à la DOCTRINE UNIVERSELLE enseignée et professée dans l'École de Montpellier avec une rare distinction, par le professeur Ribes, l'hydrologie en accepte le principe d'association, qui veut qu'une même maladie soit considérée aux divers points de vue que nous venons de parcourir, et que son traitement s'appuie sur l'ensemble des moyens hygiéniques, moraux, pharmaceutiques, gymnastiques, chirurgicaux, etc.

HOMŒOPATHIQUES dans leur constitution chimique sous le rapport des doses, les eaux minérales sont allopathiques dans leur volume, leur masse, leur température, et peuvent satisfaire à toutes les exigences thérapeutiques; comme aussi, selon leur mode d'administration, elles appartiennent ou à la médecine expectante, ou à la médecine agissante.

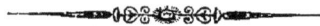

I.

DES FAUSSES ATTAQUES, OU IMMINENCE A LA PARALYSIE.

Les fausses attaques se présentent sous différentes formes, selon les circonstances au milieu desquelles elles se sont préparées. C'est ainsi que des étourdissemens, des éblouissemens, de la céphalalgie, des tintemens d'oreille, des fourmillemens dans les extrémités, un embarras momentané de la parole, une perte subite de connaissance, une paralysie momentanée d'un membre ou de tout un côté du corps, des mouvemens convulsifs, l'intelligence troublée, de la fièvre, etc., sont les symptômes principaux, qui, combinés deux à deux, trois à trois, sont les prodromes, les annonces indubitables d'une attaque; heureux les malades, lorsque, à la suite de ces avertissemens, ils deviennent assez dociles pour suivre les directions d'un médecin habile, et détourner l'orage dont ils sont menacés! — C'est dans des cas pareils, que la médecine peut se montrer éminemment utile, par une savante analyse de l'ensemble des motifs qui menacent l'existence d'un malade. Annuellement nous recevons à Balaruc bon nombre de personnes qui ont eu quelques menaces, quelques atteintes d'attaque, et nous pouvons affirmer, sans crainte d'être démenti, que nous sommes essentiellement utile contre ces prédispositions morbides. A la vérité, nous nous appliquons, par des sollicitations diverses, à tâter la nature du mal, et à ouvrir la voie la plus heureuse à sa solution. Nos médications doivent aussi s'appuyer sur la

diététique, sur l'esthétique, etc. — Si l'obésité, la pléthore, le *far niente,* etc., etc., préparent bon nombre
d'attaques; l'excessive activité industrielle de l'époque,
des ambitions déconcertées, des peines morales sérieuses,
fournissent également bien leur contingent : dans ces
derniers cas, nous ne craignons pas d'employer l'opium
sous ses différentes formes. Ce qui nous a amené, dès le
principe, à cette médication, c'est l'exemple suivant :
—Un malade nous fut amené, ayant éprouvé des éblouissemens, des tintemens d'oreille, des défaillances, etc.,
qui furent combattus chez lui par trois saignées et un
régime sévère, pour prévenir une attaque que l'on croyait
imminente. — Ce malade nous parut dans un état ex-
sangue, d'une grande indifférence sur sa santé, répon-
dant difficilement et avec lenteur aux questions qui lui
étaient adressées. Il se plaignait souvent de la tête,
avait comme des vertiges, un délire nerveux par moment, etc.; il était devenu d'un caractère irascible,
qu'une insomnie persévérante ne faisait qu'aggraver. —
Les médications que nous avions essayées ne produi-
sant pas d'effet notable, nous eûmes un nouvel entre-
tien avec la famille du malade, pour connaître toutes
les circonstances qui avaient précédé; nous fixâmes
notre attention sur les sécrétions ; nous consultâmes
toutes les fonctions une à une, leur rapport réciproque,
sympathique, etc., et parvînmes à ne constater qu'un
défaut d'énergie morale et virile sous l'influence d'une
idée fixe. — Nous nous demandâmes alors ce que nous
pourrions faire dans l'intérêt de ce malheureux encore
jeune (58 ans), et dont tout l'espoir était dans les eaux

de Balaruc, après lesquelles il soupirait depuis plus de six mois. — Nous eûmes la pensée de le soumettre à l'usage des pilules d'opium dépouillé de la narcotine. Nous choisîmes les momens de vacuité de l'estomac, pour que l'absorption en fût complète; et, sous l'influence de cette médication continuée pendant quinze jours, nous obtînmes une détente, avec des sueurs générales, qui, loin d'affaiblir, activèrent la digestion, et dès ce moment, l'action tonique des eaux eut tout le succès désirable.

Comme tous les médecins capables de quelque réflexion, nous avons compris depuis long-temps qu'il serait heureux de pouvoir condamner au sommeil, ou au repos, tout organe malade; ce qui ne veut pas dire que l'on dût toujours s'adresser à l'opium. L'on sait toute la vénération que le bon, que le vertueux Sydenham portait aux préparations opiacées. — Dans les cas nombreux où nous avons employé l'opium sous des formes et à des doses diverses, il ne nous est jamais arrivé d'être témoin des congestions dont on nous a fait si grande peur. Il s'agit d'apporter quelque discernement dans le choix de ce remède et dans les cas qui le réclament. C'est ainsi que depuis long-temps nous avons rêvé une méthode *morphéique,* qui serait d'un avantage réel dans la médecine-pratique.

Nous sommes souvent appelé à soutenir, à relever le courage des malades de cette classe; et il faut convenir qu'un des grands bienfaits dont l'auteur de la nature a doué le cœur de l'homme souffrant, a été l'espérance.

Ce sentiment ne nous abandonne jamais, même au moment suprême. Il entre dans les attributions du médecin de tirer tout le parti possible de cette disposition de l'âme, et de la faire tourner au profit des malades.

Dans le nombre des malades que nous avons eu sous les yeux,

15 avaient eu perte de connaissance avec paralysie hémiplégique de trois à quinze jours de durée ;

21 avec perte de connaissance, chute subite et affection paralytodée des extrémités des membres ;

7 avaient de la somnolence, des étourdissemens, de l'empâtement ;

11 avaient des hémicrânies, des endolorissemens, des éblouissemens, pleurnichaient, tendaient à la paralysie générale incomplète ;

14 avaient eu différentes maladies qui avaient préludé à la fausse attaque.

Sur ce nombre, huit à dix avaient éprouvé plusieurs attaques réitérées ; plusieurs faisaient remonter leur mal à une époque assez éloignée. — Dans ces cas, en général, la saignée n'a pas eu du succès. — Nous nous sommes mieux trouvé des eaux en boisson. Lorsque nous soupçonnons un état de congestion humorale, nous les employons *largâ manu*, avant de passer à d'autres médications. — L'on connaît le dogme de la transmutation des affections nerveuses en humorales, si célèbre dans l'École de Sthal. Ici, nous le mettons à profit avec quelque bonheur. — Même chose des moyens dispersifs que nous devons à nos douches.

Nous omettions de dire que, dans les quinze cas d'hémiplégies momentanées, trois malades avaient eu, pendant quelques heures, une paralysie croisée, c'est-à-
dire, paralysie du bras droit et de la jambe gauche. —
Il est digne de remarque que ces paralysies croisées,
d'ordinaire, ne se continuent pas. On dirait que la loi
de division organique, en homme droit et en homme
gauche, ne saurait être méconnue. Dans les cas de
paralysie permanente, suite d'une lésion des centres
nerveux, nous avons recueilli plusieurs aveux, desquels
il est résulté que la paralysie croisée n'avait eu lieu que
dans le début et momentanément. —Nous ne connaissons
qu'une seule exception ; c'est le cas d'un maçon qui,
étant à son chantier, fut pris d'attaque, perdit connaissance et tomba d'un échafaudage élevé : il fut paralysé
des deux membres inférieurs et du bras gauche ; résultat
et de l'attaque et de la chute.

Nous avons été témoin, à Montpellier et en Provence,
de plusieurs attaques, déterminées, à notre avis, par
l'abstinence exigée par nos institutions religieuses, de la
part des fidèles qui doivent approcher de la sainte Table.
Un des faits les plus présens à notre mémoire est le
suivant :

M. ***, de Montpellier, âgé de 69 ans, d'une santé qui
l'obligeait à des soins continus, était d'une haute stature,
maigre, et avait craché le sang jusqu'à l'âge de 40 ans.
— Avec des principes religieux très-sévères à son égard,
et pleins d'indulgence pour autrui, M. *** s'approchait
souvent de la sainte Table. D'ordinaire éveillé de très-

bonne heure, il était dans l'usage de prendre pendant
la nuit une crème de tapioka ou un bouillon, en at-
tendant son café; et avec cela il avait habituellement à
la bouche quelques tablettes de guimauve, de chocolat,
de réglisse, etc. : les jours de communion, il s'abstenait
forcément de ces *alimenticules*. — Le 4 mai 1826, ayant
peu soupé la veille, et éveillé de très-bonne heure, il se
rendit à la messe de sa paroisse, à huit heures, resta
presque tout le temps à genoux. A neuf heures, au lieu
de rentrer chez lui pour prendre son café, il monta chez
M. le Curé, pour lui parler d'une affaire dont on l'avait
prié. La fatigue de la conversation ajouta à la faiblesse :
de retour à sa maison, à peine fut-il assis, qu'il fut pris
d'une attaque d'hémiplégie, *par abstinence, par inanition,*
dont il est mort huit jours après. — Il est des santés
conditionnelles qui ne sauraient rester un temps trop
long sans prendre quelque aliment. Le malade dont
nous parlons, était de ce nombre. — Il n'est personne
qui n'ait été témoin d'accidens de ce genre, et qui n'ait
regretté avec nous que le précepte admis chez les
espagnols :

Liquidum non frangit jejunium,

ne soit pas admis par le clergé français. C'est dans cet
esprit que nous avons délivré le certificat suivant à un
prêtre desservant, que nous avons eu aux eaux de
Balaruc.

Nous, soussigné, médecin-inspecteur, etc., déclarons,
d'après l'expérience que nous en avons acquise, que les affections par *attaque* comptent, au nombre de leurs causes

déterminantes les plus fréquentes, chez les personnes d'un certain âge, l'abstinence absolue d'alimens que nos institutions religieuses imposent à tous les fidèles, les jours de communion, et aux Prêtres, tous les jours, avant la célébration de la Messe.

Les menaces d'attaque qu'a déjà éprouvées M. G....., prêtre, desservant la paroisse de Rebigue (canton de Castanet), la constitution et le tempérament qui le spécialisent, nous font désirer que ce respectable prêtre prenne l'habitude de dire la Messe, au plus tard, à neuf heures.

Délibéré à Balaruc-les-Bains, le 15 juin 1835.

Une autre source d'attaque se trouve dans la constipation. L'on sait qu'il est des tempéramens qui moulent leurs matières fécales en volume énorme, dont l'expulsion est un véritable accouchement laborieux. — Deux cas sont à notre connaissance, dans lesquels l'attaque n'avait pas d'autre cause : l'on devinera facilement ce qu'il aurait fallu faire au lieu de saigner, etc. Le lieu où l'attaque arrive, doit rappeler au médecin cette cause comme source d'indication pressante, d'autant que l'accident s'accompagne, dans le commencement, de défaillance et de syncope, que l'on a pu confondre avec une véritable attaque.

II.

HÉMIPLÉGIES DE LA MOTILITÉ, DE LA SENSIBILITÉ, ETC.

———

Hémiplégie du côté droit, suite d'une attaque d'apoplexie qui avait été précédée d'une congestion sanguine. Les eaux de Balaruc, à la suite d'un traitement très-énergique, ont à peu près guéri le malade.

M. B. A***, d'un département de l'Ouest, âgé de 23 ans, d'un tempérament lymphatique et sanguin, s'est livré aux affaires de commerce dès l'âge de dix-huit ans, a voyagé pendant trois à quatre ans, n'avait jamais eu de maux de tête, et ne s'était jamais mieux trouvé qu'au retour de son dernier voyage (mars 1834). Dans le courant d'avril, un amour contrarié le préoccupe et lui fait perdre le sommeil.

Promenade à cheval, par un temps d'orage; la tête est plus embarrassée; il est inquiet et sent une révolution en lui-même, avec *démangeaison à la lèvre supérieure.* Cinq minutes après avoir mis pied à terre, il est pris d'une fausse attaque : langue embarrassée, avec *picotement douloureux de la lèvre et de la face* ; malaise; éblouissement d'une demi-heure. Le malade ayant repris connaissance et recouvré la parole, fut saigné du bras droit; le lendemain, vésicatoire au bras du même côté : départ pour la campagne, *la narine droite comme paralysée.*

On passe cinq semaines environ à la campagne, jusqu'au 51 mai. — M. A*** monte journellement à cheval; il se plaint d'un embarras au côté gauche de la tête, *où il porte involontairement la main à chaque instant;* parole plus lente; crachats plus fréquens; peu de sommeil; état fébrile la nuit, avec sueurs; constipation opiniâtre, dont on ne triomphe que par des lavemens répétés : point de désirs vénériens.

Promenade au grand air; régime hygiénique.

1ᵉʳ juin, conversation sans suite, sans liaison d'idées; commence une phrase et ne peut la continuer : le grand air le remet; il dîne. L'après-midi, visite en ville avec grande émotion; à son retour, chemin faisant, ses idées se brouillent; *il laisse tomber, à plusieurs reprises, la canne qu'il tenait de la main droite;* rentré à la maison, on lui fait prendre un bain de pied; — l'attaque d'apoplexie se déclare; on le couche; il a des mouvemens convulsifs; on le saigne; et, à cinq heures du soir, perte de connaissance, qui se prolonge jusqu'au lendemain matin : hémiplégie du côté droit; langue et bouche déviées du côté gauche; perte de la parole.

Le 2 juin, deux saignées, une au bras droit, l'autre au bras gauche; vésicatoires aux bras, aux cuisses, aux jambes : total, six.

Le 3 juin, on laisse sécher les vésicatoires des jambes, on entretient les quatre autres; cinquante sangsues aux malléoles; cinquante sangsues le long des jugulaires, à quelques heures d'intervalle.

Consultation. — Émétique en lavage ; séton qui remplace les vésicatoires des cuisses.

Le 4, nouvelle saignée ; glace sur la tête, depuis le 2 juin.

Le 5, tête rasée et enduite d'onguent gris ; on recouvre cette application d'un cataplasme émollient ; onctions continuées jusqu'au 12 au soir ; d'abord, une fois par jour, ensuite deux, trois et quatre fois ; dès le huit, salivation abondante, qui va en croissant jusqu'au 13.

Le 7, on commence les bains tièdes matin et soir ; d'abord, d'une heure de durée, ensuite de deux, de trois et de quatre heures, avec répétition le soir, un peu moins prolongés.

Ces bains ont été continués pendant deux mois environ.

Le treizième jour, la parole est revenue ; mais il ne peut parler qu'avec peine, à cause des aphthes nombreux dont la bouche est criblée, occasionés par les frictions mercurielles : ils durent environ trois semaines ; pendant ce temps, il ne peut rien ou presque rien avaler.

Dans les premiers jours de juillet, promenade en voiture. Huit jours après, on commence les douches. Avec un pot-à-eau, on arrose la tête avec de l'eau du bain : d'abord, cent pots ; ensuite deux cents, jusqu'à sept, huit et neuf cents ; on continue matin et soir, jusqu'à la fin de juillet. — Le 15 juillet, le malade a essayé de faire quelques pas.

En août, douches de cinq à six pieds de haut, du diamètre d'un pouce et demi. Ces douches, puisées dans le bain, tombaient sur la tête, l'épine dorsale, la jambe et le bras malades. On répandait ainsi la valeur de cent cinquante seaux dans l'espace de deux heures. Cette douche tiède fut continuée pendant quinze jours, le matin seulement; et le soir, douches avec le pot-à-eau. — M. Cruveilher, consulté, fut d'avis de suspendre ces douches, craignant qu'elles n'excitassent trop le cerveau.

Une tumeur considérable se développe au-dessous de la région parotidienne; elle donne beaucoup de pus : un bien-être sensible succède à la venue de cette tumeur.

Depuis lors, eau de Balaruc en boisson, deux verrées par jour; puis trois verrées, aiguisée de loin en loin avec du sel de Glauber.

Du mois de septembre 1834, au mois de juin 1835, saigné cinq fois aux pieds.

Signalement à son arrivée à Balaruc (11 juin).

Épaule affaissée ;
Mouvemens du bras par l'épaule ;
Mouvemens spontanés nuls ou presque nuls ;
Articulation de l'épaule flexible et facile ;
Roideur dans le coude, dans la flexion de l'avant-bras ;
— sur le bras ;
Extension des doigts difficile ;
Force de pression peu considérable ;
Les fléchisseurs l'emportent sur les extenseurs.

Les muscles sont dans un état de résolution ;

Le bras est collé contre le tronc ;

La jambe et la cuisse sont assez fermes ;

Assez de souplesse dans le genou ;

Flexion du cou-de-pied difficile ;

Les orteils sont peu mobiles : le matin après le sommeil et au sortir du bain, ils sont flexibles ;

Marche sur le bord externe du pied ;

La pointe du pied labourre ;

Le malade est capable de marcher à l'aide d'une canne.

Lecture. — L'articulation des mots est assez bonne, devient meilleure à la seconde page ; mais, après quelques pages, la parole devient *épaisse.*

Les lèvres sont un peu déviées ;

La commissure gauche entraîne la bouche de son côté.

Ventre libre, selles journalières, urines naturelles.

Beaucoup de sagesse dans le régime.

Pouls régulier, peu élevé ;

Tête calme et tranquille.

Signalement au départ (2 juillet).

Après le traitement suivant :

Boisson quotidienne ;

8 bains tempérés, avec massage ;

3 douches simples, avec frictions ;

6 douches à la pompe, dont 5 avec frictions ;

Gymnastique spéciale ;

Les muscles en général ont plus de ton vital, plus de fermeté : le malade est mieux.

Ce matin, il est parvenu à élever et à étendre spontanément le bras malade et les doigts.

Depuis quelques jours, on s'est aperçu que le mouvement des membres inférieurs emprunte moins aux muscles de la hanche.

Le cou-de-pied est plus flexible, et par conséquent, la pointe du pied n'est plus traînante.

La parole est plus libre.

Nous avons acquis la conviction que le malade verrait sa position s'améliorer.

En 1856, nous avons appris qu'il était infiniment mieux. Il regrettait que le grand éloignement de son pays ne lui permît pas de retourner, cette année, à Balaruc : il a repris ses occupations commerciales.

———

Nous avons publié cette observation, sans doute un peu longue, à cause du traitement que l'on a suivi, et qu'il n'est pas indifférent de connaître. Nous avons souligné les symptômes qui, en général, sont les annonces d'une attaque : la démangéaison de la lèvre supérieure, et la paralysie isolée d'une narine, sont des faits à noter, parce qu'on ne les rencontre pas habituellement. Nous sommes dans l'usage, à l'arrivée et au départ des malades, de prendre note de leur état : c'est ce qui explique l'étiquette *Signalement*.

Dans l'espèce, l'effet tonique réclamé par l'état du système musculaire, ne devait pas faire oublier la *récence* du mal et le besoin d'agir modérément. — Nous avons insisté sur les frictions et le massage, pour combattre une sorte de *diffusion humorale* que nous soupçonnions chez le malade.

—

Trois attaques d'hémiplégie du côté gauche, à des époques éloignées, guérie chaque fois par l'emploi des eaux de Balaruc. — Paralysie affective intermittente.

Mlle Françoise H***, de Montpellier, cuisinière, âgée de 40 ans (en mai 1835), par deux fois (en 1851, 1832) a été atteinte d'hémiplégie gauche complète, qui a nécessité, chaque fois, des saignées répétées, des émétiques, des purgatifs, de la glace sur la tête, etc. — Épistaxis fréquente.

Elle avait le sang à la tête avec douleur; par momens, elle divaguait, surtout lorsque l'épistaxis avait lieu; hémorrhagie qu'elle pressentait deux à trois jours à l'avance.

Arrivée à Balaruc dans un état d'impotence qui obligeait de la porter aux bains, elle était aussi paralysée qu'on puisse l'être; le côté de la tête et l'œil gauche étaient aussi frappés; la langue était intacte.

Elle avait été soignée, à Montpellier, par MM. Rech, Dugès, Broussonnet fils.

Par deux fois, elle se guérit parfaitement à Balaruc.

En 1832, 1833, 1834, elle se remet à son état, dont elle remplit très-bien les fonctions.

En janvier 1835, elle se place chez M. le professeur L***, en qualité de cuisinière, sans que ce professeur ait pu s'apercevoir que Françoise ait été paralysée : elle était parfaitement guérie.

Elle avait ses mois, lorsque la nouvelle subite de la mort de son père lui occasiona une troisième attaque, avec enflure du bras et de la jambe du côté gauche. Aujourd'hui, 24 mai 1835, elle traîne beaucoup la jambe; le pied est appuyé sur le bord externe. *Le gros orteil* est fortement *élevé* au-dessus des autres orteils; le bras est pesant, collé contre le tronc; les doigts contractés.

Le 26 mai, deux pompes et un bain ont avancé l'époque des mois.

Le 31, le bras a repris la liberté de ses mouvemens; la jambe est encore en retard. La malade nous fait la remarque, que, dans ses trois attaques, le bras a guéri le premier; ce qui est contraire à l'observation commune.

Elle est partie le 6 juin, ayant pris trois bains et dix pompes. Elle est bien du corps; le bras est guéri, mais la jambe et le pied sont encore contractés — Un mois après, nous avons eu la nouvelle que le mieux des membres inférieurs grandissait de jour en jour.

En mai 1838, nous avons rencontré Françoise au couvent des Ursulines, tout-à-fait bien ; elle nous a assuré que sa guérison complète avait suivi de près sa sortie de Balaruc.

———

Cette guérison, que l'on nous avait racontée pour les deux premières attaques, nous paraissait appartenir à de simples raptus; mais, lorsque nous avons été appelé à soigner nous-même la malade, que nous l'avons interrogée, que nous avons causé avec un des médecins qui l'avait soignée, force nous a été d'admettre, comme cause, une forte congestion sanguine, si ce n'est une hémorrhagie, sous la forme cependant d'une paralysie affective intermittente. — Les deux premières attaques avaient eu pour cause occasionelle un attentat à la pudeur.

J'ai souligné, comme symptôme saillant que j'ai rencontré chez neuf malades, *l'élévation contracturée du gros orteil.* Je ne sache pas qu'il ait été mentionné dans la symptomatologie des paralysies; du moins, n'y ai-je pas fait attention, dans mes nombreuses lectures sur ces maladies.

———

Hémiplégie du côté droit, de quinze jours de date, guérie aux Bains de Balaruc, dès la première saison, et confirmée par la seconde.

Pierre Fages, de Montpeyroux, porte-faix, âgé de 34 ans, fut pris, en mai 1855, d'un embarras de la langue, avec fourmillement des doigts de la main droite : il parut ivre. — Saignée. — Paralysie du bras et de la jambe ; n'a jamais perdu connaissance, n'est pas tombé ; difficulté à se lever quand il est assis.

Le bras est pesant ; les doigts sont flexibles et habituellement fléchis, mais il a peu de force pour serrer.

L'épaule n'est que peu descendue ; — il se plaint de l'avant-bras, du coude au poignet.

Il a bu journellement quatorze verrées d'eau de la source.
15 bains de sept minutes, à 45°, avec frictions.

Le 51 mai, il est bien, a acquis de la force, soulève une chaise, marche bien, soulève le bras, fléchit les doigts.

Le bien-être s'est montré dès le quatrième bain.

Retour en septembre. —Est venu à pied de Montpellier. Il s'agenouille, se lève et s'assied facilement ; le bras a repris de la force ; il le soulève et le porte au-delà de sa tête avec une légère gêne à l'aisselle ; il en éprouve également quand il veut le porter derrière le dos ; la flexion de l'avant-bras sur le bras est facile; la main est souple, mais n'a pas encore acquis, dans ses mouvemens, toute la précision dont elle était capable; il a de la peine à soulever un sac de mille francs, dit-il; non qu'il manque de force, mais parce que les doigts, s'allongeant trop, laissent échapper le fardeau.

Il monte et descend les marches d'un escalier, en alternant ses pas; — les muscles du bras, le deltoïde surtout, manquent encore de ton vital.

Cette fois, nous avons soumis le malade à l'action des douches, pendant ses huit jours de résidence, et il s'en est très-bien trouvé.

Ce malade a repris ses occupations. — Il nous arrive fréquemment de le rencontrer au marché, où il se tient habituellement, et sa reconnaissance nous poursuit, de près et de loin, d'une salutation respectueuse.

—

Hémiplégie du côté droit, remplacée par une hémiplégie du côté gauche : quatre attaques. — Effet salutaire des eaux, malgré le régime suivi par le malade.

M. ***, de Nantes, âgé de 62 ans, d'une idiosyncrasie vénérienne très-prononcée, de petite stature, d'un tempérament sanguin, bon vivant, peu soucieux de l'avenir.

Le 25 octobre 1835, il eut une congestion cérébrale et fut paralysé du côté droit; la langue fut peu occupée; il ne perdit pas connaissance. — Point de saignée; point

de vomitif; du tilleul seulement, et en assez grande
quantité. Après deux mois environ il recouvre les mouvemens de la jambe et du bras, conserve son embonpoint, son appétit et sa manière de vivre.

Le 30 novembre 1834, nouvelle attaque suivie de la
paralysie du côté gauche; la tête, cette fois, a été embarrassée. Fourmillement aux pieds et aux mains: il est
retenu un mois chez lui.

Le 9 mai 1835, deux attaques de suite qui portent
sur le côté gauche; ces attaques le maigrissent beaucoup, altèrent son embonpoint et son caractère jovial.

Aujourd'hui 5 septembre, il a constamment froid aux
pieds et le feu au visage; il ne mouche pas; il éprouve
souvent une chaleur brûlante à l'intérieur des jambes et
des cuisses; il a la langue embarrassée. —Dans le temps,
il éprouvait, dans les hanches, des élancemens de sang
tels, qu'il croyait qu'on lui donnait des coups, et se re-
tournait brusquement pour voir qui le frappait.

Le pouls, des deux côtés, est plein et fort.
Il a été saigné, il n'y a que quelques jours.
La langue est tirée droite;
L'épaule gauche est un peu plus basse;
Les doigts n'offrent pas de contraction.

Il monte et descend l'escalier à mouvemens alter-
natifs, comme les gens en santé.

Boisson à dose purgative, tous les jours;
Quelques bains tempérés;
Quelques douches à l'entonnoir.

Les eaux en boisson lui ont été salutaires. Il a eu
d'abondantes évacuations dont il s'est bien trouvé : il est
à regretter que ce malade ne soit pas capable de vivre
plus hygiéniquement qu'il ne fait.

—

*Hémiplégie du côté gauche, avec séjour au lit beaucoup trop
prolongé. — Effet prophylactique de nos eaux, dans les
cas où d'anciennes contractures avec atrophie des membres,
les trouvent impuissantes pour la guérison.*

Huc (Antoine), cultivateur, âgé de 44 ans, père de
cinq enfans ; tempérament sanguin, petite stature, face
injectée.

Jusqu'au 7 octobre 1834, Huc avait joui d'une assez
bonne santé. — Ce jour-là, au moment de se mettre à
table, il éprouva la sensation subite d'un froid intense
à toute la partie gauche du corps, comme si on l'ar-
rosait avec de l'eau à la glace, et il fut subitement paralysé du bras et de la jambe. Le malade appelle du secours ; ensuite sa tête se prend, il divague, délire, etc. ;
la langue reste intacte, ainsi que l'œsophage et le larynx.
— Saignée abondante ; — le lendemain, autre saignée ;
l'une et l'autre du côté droit, le malade étant au lit ;
douze sangsues sur le trajet de la veine jugulaire droite.

Au moment de l'attaque, la face était très-colorée. —
Son fils prétend qu'il a eu cinq attaques.

Vésicatoire au bras et à la jambe du côté droit.

Vésicatoire à la tête, sur la région pariétale. Appliqué le troisième jour de l'accident, il donna une quantité énorme de sérosité, qui traversa coussin, matelas, etc., et rendit la connaissance au malade, qui sut alors, dit-il, s'il était encore de ce monde : cet exutoire coula abondamment pendant sept à huit jours, au point de tout mouiller.

Il resta au lit deux mois, sans mouvement.

Eau émétisée ; moxas à la jambe.

Après quatre mois, il commence à marcher.

Le bras n'a rien gagné ; il est collé au tronc, contracturé. Il marche avec un bâton tenu de la main droite ; il avance la jambe gauche la première, en faisant un grand pas, et la jambe saine vient après ; le pied porte à plat, ce qu'il n'avait pas fait jusqu'ici, n'appuyant que sur la pointe.

Chaque jour, à son lever, depuis ses attaques, il éprouve un tremblement de la jambe et de la main malades, durant une demi-heure, rien que le matin ; il peut se coucher et dormir dans le jour, sans que cela se reproduise.

Le bras est incapable de tout mouvement ; on le dirait mort.

Bains et douches tempérés pendant huit jours ;
Boisson quotidienne à dose laxative.

Le malade est parti plus dégagé, plus fort sur ses jambes : le bras n'a rien gagné.

Septembre 1836, retour aux bains. Emploi des eaux sous le rapport prophylactique.

Meut un peu le bras par des impulsions venues de l'épaule. — Le long séjour que le malade a fait au lit, a été suivi d'une contracture articulaire à l'épaule avec atrophie qui explique le moindre succès que nous avons obtenu.

——

Je trouve dans mes notes que le nombre des malades qui se sont présentés à nous avec de pareilles contractures et atrophie du membre, s'élève au chiffre 27.— Dans ces cas, quand, après essai, nous avons jugé que nous ne saurions obtenir un effet curateur, nous nous hâtons de veiller à l'effet prophylactique ; nous dirigeons nos médications dans ce sens, car tel est l'avantage de nos eaux convenablement administrées, qu'alors qu'elles sembleraient impuissantes pour le moment actuel, elles deviennent très-bienfaisantes pour l'avenir. Aussi, chaque année, l'établissement compte-t-il plusieurs malades, que la reconnaissance pour un effet prophylactique seulement ramène aux eaux. L'attaque de ce malade ne pourrait-elle pas être classée parmi les apoplexies séreuses ? Le mouvement convulsif des membres que le malade éprouve périodiquement tous les matins, est digne de remarque.

——

Hémiplégie de la sensibilité du côté droit, de cinq mois de durée, guérie par deux saisons des bains de Balaruc.

14 mai 1835. — Lauras, appartenant à la compagnie de vétérans, en garnison à Mende, âgé de 38 ans, au service depuis 17 ans, d'un tempérament lymphatico-sanguin.

Le 17 décembre dernier, étant de faction à l'hôtel de la préfecture de Mende, il fut pris d'un mal de tête intense qui ne lui permit pas de marcher directement devant lui; il se sentait entraîné par la jambe droite; il fut sans force et frappé de paralysie de la sensibilité de tout le côté droit, perpendiculairement suivant la division de la ligne médiane; il n'y eut pas perte de connaissance.

Insensibilité de la jambe et du bras, de la joue et du côté; la langue est un peu liée. — Froideur de ces parties. — Il marche la jambe tendue, sans quoi il fait une génuflexion. — La motilité de ces parties est conservée; mais avec un sentiment de faiblesse. — Il touche les objets sans pouvoir les apprécier; le sens du toucher est tout-à-fait obtus : même état des autres parties.

Vésicatoire au bras et saignée de 16 onces, à Mende.

12 janvier — Arrivé à l'hôpital de Montpellier : saignée de 16 onces; liniment ammoniacal. — Trois autres saignées; vésicatoire à la nuque; ensuite séton; sangsues derrière les oreilles. — Galvanisme.

La jambe et le bras lui paraissent plus pesans. Dans le principe, il avait la tête lourde, avait des vertiges, etc. — Le pénis n'a point partagé l'insensibilité.

Insensibilité manifeste à son arrivée aux Bains. Il ne sent pas les objets que l'on place dans sa main. — S'il ramasse de terre des objets qu'il ne voit pas, il n'en a pas sensation.

15 bains à 45° de 8 à 10 minutes, avec friction.
1 boisson.

14 mai. — Le fourmillement du bras a disparu. La marche est devenue plus solide ; la sensibilité est revenue ; le côté n'offre plus cette sorte de contraction qui étreignait le malade ; il reste seulement un peu de roideur dans la flexion des doigts ; le malade est très-content et demande un certificat pour revenir à la saison de septembre.

Septembre. — Retour à Balaruc — Douze bains complètent sa guérison. — Le malade fait des armes avant son départ, se livre à la danse ; rien n'égale son bonheur.

Nous avons eu deux autres faits analogues, où nos médications ont eu même succès, avec cette différence que l'*insensibilité* était moins circonscrite dans la partie latérale affectée.

Hémiplégie nerveuse du côté droit qui date de 1814 ; traite-
ment on ne peut pas plus énergique, sans résultat salutaire.
— Les eaux de Balaruc seules ont amené du bien-être.

M......, officier aux Invalides d'Avignon, âgé de 46
ans. — Tempérament nerveux ; caractère irritable. —
Rien de remarquable avant l'âge de puberté, si ce n'est
des migraines fréquentes avec vomissement, qui servaient
admirablement sa paresse.

De 15 à 18 ans, vie un peu désordonnée.

A 18 ans et demi, il entre au service militaire.

A 20 ans, il eut une fièvre nerveuse qui le retint huit
jours à l'hôpital ; — il prit une assez grande quantité de
tartre stibié sans le vomir.

De 1810 à 1811, il ressentit les premières atteintes
d'une affection spasmodique qui s'est accrue peu à peu
par de nombreuses reprises, jusqu'au point de décider
une hémiplégie du côté gauche, en 1814, laquelle a
porté son influence, d'une manière si forte, sur le bras
et surtout sur la main, que celle-ci, en 1852, après
son rétablissement, remplissait imparfaitement ses fonctions. En 1855, autre attaque de paralysie du même
côté, à la suite de fortes convulsions.

Les convulsions partielles de 1824 à 1855 sont innombrables ; elles se reproduisent périodiquement chaque
semaine, chaque quinzaine : M.... a eu jusqu'à dix et
douze spasmes par jour, et des centaines de trismus
dans un nombre de jours indéterminé.

De convulsions générales, il en a eu une quinzaine; les convulsions avec contorsion et tremblement étaient de deux minutes de durée. Les générales se prolongeaient plus long-temps.

(Son père y avait été sujet et devint hémiplégique par apoplexie ; apoplexie provoquée par un concours de circonstances affaiblissantes, agissant à la fois.)

L'état de notre malade a été combattu par *trois mille* bains tièdes, de quatre à six heures de durée; tisane d'agneau et lavemens émolliens, pendant une quinzaine d'années.

Quelques antispasmodiques; quatre saignées en 1855; *huit cents à mille* sangsues.

Lait de vache long-temps continué.

Moxas et ventouses en quantité; sinapismes, *idem.*

Glace sur la tête, pendant quatre mois de suite.

Camphre en quantité, sous différentes formes.

A une certaine époque de la dernière reprise, il arrivait quelquefois au malade de pousser des hurlemens.

Le malade rêve fréquemment, ce qu'il ne faisait pas autrefois ; il attribue cette nouveauté chez lui à l'emploi du camphre.

En juin 1855, il arrive à Balaruc, perclus, marchant péniblement avec une béquille. — Après une résidence de quinze jours, il partit libre de tous les mouvemens, au tendon d'Achille près, qui avait conservé de la roideur. — De retour à Avignon, fièvre nerveuse très-forte, qui se continue pendant deux mois. — Le bien-être revient ensuite.

Septembre 1835. — M..... arrive cette année, après une nouvelle atteinte. — Jambe embarrassée, quoique marchant avec facilité; le bras est assez bien, mais la main et le poignet sont bien pris; la main est toujours en moiteur.

La langue est un peu lente dans l'expression de la parole. — Le moral est un peu affecté.

Les bains de Balaruc tempérés et quelques douches ont remis M.... dans son état de santé relative.

—

Cette observation est curieuse sous plusieurs rapports, mais surtout sous celui du traitement dont le malade a été l'objet. — Ces faits doivent apprendre combien il n'est pas facile de déconcerter une affection vitale, quelque énergie que l'on apporte dans la médication. L'idée de juguler une maladie, de la faire avorter, n'est pas toujours aisée à mettre à exécution. Il serait difficile de rendre raison du bien que les Eaux ont opéré chez ce malade.

—

Hémiplégie rhumatique du côté gauche. — Guérison par les eaux de Balaruc, au quatrième bain.

La femme de Joseph Cambon, de Montpellier, était atteinte de rhumatisme, lorsqu'elle éprouva une forte sen-

sation. — Aussitôt, embarras de la langue, avec impuissance d'articuler le moindre mot et de se mouvoir du
côté gauche ; bouche tirée du même côté.

Quinze jours après l'attaque, elle se rend à Balaruc.
Avant son départ, large saignée, urtication, vésicatoire,
émétique, etc.

A son entrée à l'hôpital de Balaruc, bras et jambes
pendans, sans contracture ; tout-à-fait impotente , on
est obligé de la porter au bain.

Bains dans la pile. — Au premier, mieux-être ; au
second , également : abondantes sueurs. Après le quatrième bain , elle a pu aller à la messe , aidée d'un bras.
— Elle a pris douze bains.

En septembre, retour aux eaux, par reconnaissance ;
le bras est bien ainsi que la jambe. — La fatigue amène
un peu de fourmillement au poignet et au coude.

———

Je trouve dans mes notes six autres cas analogues ,
avec un égal succès, qui , à la vérité, n'a pas été aussi
prompt pour tous. — J'ai placé ces cas sous l'étiquette
rhumatisme, parce que l'hémiplégie a succédé au rhumatisme, ou bien a eu lieu en même temps : l'hémiplégie,
chez deux malades , m'a paru être la solution de l'affection rhumatique. — Cette *métaptose,* je le sens bien , a
besoin de s'appuyer sur des preuves plus complètes et
plus multipliées.

Musgrave a traité de l'hémiplégie arthritique. Le président Fonbon, de Montpellier, atteint d'une hémiplégie

que l'on croyait incurable, en fut subitement guéri par un accès de goutte aux pieds.

J'ai été témoin d'un fait pareil, arrivé, en 1856, à un notaire des environs de Castelnaudary; mais les préventions des alentours du malade étaient telles, que l'on pressa ce Monsieur de partir. — Depuis lors, loin de redouter *la goutte* chez les paralytiques, je la sollicite par des affusions sur les extrémités, préalablement sinapisées, etc., et je n'ai pas encore eu à m'en repentir : je ne conçois pas en quoi nos eaux pourraient être nuisibles à la goutte.

Barthez avait une grande foi dans l'action des eaux minérales, pour la guérison des paralysies rhumatiques.

En 1858, nous avons eu deux malades atteints de rhumatisme hémiplégique.

———

Hémiplégie rhumatique épileptiforme du côté droit, guérie à nos eaux après trois saisons.

R. P***, d'une commune des environs, âgé de 51 ans, étant descendu dans un puits très-profond pour le récurer, où il resta plus d'une heure, fut pris de douleurs rhumatiformes avec faiblesse dans les jambes; un mois après, il ressent une vive douleur au genou, et, se dirigeant vers sa maison, il tombe, ne parle plus, écume : — hémiplégie du côté droit, bouche déviée du même côté.

Deux mois de séjour au lit; purgé chaque semaine ; saignées, vésicatoires, sinapismes.

Au mois de mai 1835, il arrive à Balaruc, sans force dans les mains, doigts crochus, pied traînant.

> 12 bains tempérés, avec friction ;
> 1 bain par immersion, à 45° ;
> Boisson à dose laxative.

Retour de la force et peu à peu des mouvemens. — Nous avons eu occasion de voir ce malade dans le courant des années 1837, 1838 : il est bien ; seulement il a conservé quelque chose de roide dans l'habitude du corps.

Cet exemple est unique dans nos nombreuses observations.

Hémiplégie du côté droit, rapportée à un traitement anti-syphilitique intempestif, guérie en deux saisons.

M. le baron de ...., âgé de 31 ans, d'un tempérament irritable, est venu à Balaruc en octobre 1837, atteint d'une hémiplégie bien prononcée, qui avait été combattue par des saignées, des vésicatoires, des sangsues, etc. — *Médecin :* le professeur Estor.

S'étant parfaitement trouvé de cette première saison, il est retourné en 1838, et cette fois il a pu conduire lui-même son phaéton en tenant les rênes de la main malade.

. Je cite cet exemple à l'occasion de la cause présumée de l'attaque, attendu que nous avons plusieurs exemples où elle ne paraît pas avoir été étrangère.

———

Hémiplégie du côté droit, d'un mois et demi de date, compliquée de gastricité, guérie au quatrième bain.

25 juillet 1838, Mad. Ganivet, de Ceyras, respectable mère de famille, âgée de 63 ans, d'un tempérament nervoso-sanguin, a été atteinte, sans cause connue, il y a un mois et demi, d'une hémiplégie du côté droit, avec perte de la parole. — Vomitifs, purgatifs, sinapismes, grand nombre de pilules de strichnine ;

8 bains chauds ;
5 douches à la pompe ;
Eau en boisson.

Effet diarrhoïque des eaux. — Le mouvement est revenu dès le quatrième bain.

Chose remarquable, le bras et la main étaient parfaitement revenus à leur état normal, pendant que le membre inférieur était sans mouvement, même au lit ; la parole est revenue, un peu lente ; bonne figure. Elle a pleurniché dans le commencement de son attaque.

Elle a marché seule avant de partir, la pointe du pied un peu en dehors.

Grande satisfaction de la part de ses enfans, qui l'avaient accompagnée.

———

Nous avons rencontré dix à douze fois la complication
par gastricité, que des saignées abondantes et répétées
avaient masqué : dans ces cas, c'est toujours avec confiance et avec succès que nous avons sollicité l'effet diarrhoïque, soit par nos eaux, soit par le régime.

Nous sommes heureux de rencontrer des hémiplégiques chez lesquels le retour de la motilité dans le bras
malade précède celui de la motilité dans le membre inférieur. Nos souvenirs ne nous rappellent que quatre faits
de ce genre.

—

RÉSUMÉ.

282 hémiplégiques, dont hommes.   195

femmes.   87

côté droit. . . .   155

côté gauche. .   147

Nous avons noté trois exemples d'hémiplégie avec
dilatation inégale des pupilles, et deux seulement avec
contraction. Nous avons eu un plus grand nombre de
paupières abaissées.

Nous avons rencontré peu d'exemples d'hémiplégie
avec agitation morale. Nous nous souvenons de deux
malades seulement qui avaient quelque exaltation dans
les idées, et qui, plus tard, seront tombés probablement
dans la paralysie générale incomplète.

Nous avons déjà noté 27 cas d'hémiplégie avec contraction datant de loin, de plusieurs années même, contre
lesquelles les eaux n'avaient pu exercer qu'une influence
prophylactique pour la vie.

Cinq cas de paralysie isolée d'un seul bras. Depuis que nous avons pris connaissance de l'ouvrage de M. Ollivier d'Angers, nous avons soupçonné, avec quelque fondement, une lésion de la partie supérieure de la moelle épinière.

Chez six malades, nous avons rencontré la langue déviée du côté non paralysé.

Sur le chiffre 282, vingt-cinq hémiplégiques au moins sont arrivés aux bains dans un état d'impotence complète, et le plus grand nombre ont recouvré leurs jambes avant de quitter l'établissement.

Nous n'avons vu qu'un seul exemple d'aphonie absolue chez un malheureux nîmois, que la bienfaisance d'un noble pair, M. le marquis de S., a entretenu dans l'établissement pendant un mois environ. — Nous avons eu un plus grand nombre d'aphonies partielles ou incomplètes, chez des hémiplégiques dont la tête était parfaitement saine.

Les hémiplégiques ne se défendent pas assez contre leur grand appétit.

Le régime est une condition *sine quâ non* du succès de nos eaux.

Le vénérable évêque d'Angoulême, modèle de toutes les vertus, a été également exemplaire sous le rapport du régime. Aussi nous avons la satisfaction d'avoir conservé une vie bien précieuse, menacée par deux attaques violentes. Cet auguste prélat, en reconnaissance pour nos eaux, a célébré sa première messe de convalescence dans l'église de Balaruc.

III.

PARAPLÉGIES , MYÉLITES.

—

Paraplégie de deux mois de date , avec incontinence d'urine ;
guérison radicale par deux saisons de Balaruc.

M. R. L. , de Carcassonne, âgé de 37 ans , a été atteint
de paralysie des membres inférieurs, fin novembre 1836.
Depuis quelques jours , il accusait un peu de faiblesse
dans les jambes. — Frictions avec l'éther acétique , le
baume nerval. — Dès cet instant , les jambes se roidis-
sent ; on le fait vomir, on le purge ; embarras dans la parole ; voix très-faible, cassée ; on ne l'entend pas ; sa voix
s'éteignait à la fin de chaque mot , de chaque phrase.

Le côté gauche a été principalement affecté : paupière
de ce côté enflée, boursoufflée ; regard louche. (Quand sa
vue s'affaiblit , le malade louche. Pupille très-dilatée d'un
côté et contractée de l'autre. M. Viguerie, consulté,
avait recommandé deux grains d'émétique, toutes les fois
que cet accident se reproduirait. Cette médication a parfaitement réussi. Pendant le vomissement , M. R. L.
sent sa vue revenir, et l'œil malade reprendre sa fixité
normale.)

Huile de camomille camphrée ; teinture antispasmodique de Chrestien ; fumigations aromatiques alternées
avec des fumigations émollientes dirigées sous les cou-

vertures du lit, à l'aide de tuyaux convenablement préparés, et continuées pendant une quinzaine de jours.

On accuse les frictions d'avoir nui : trois semaines après l'invasion, impotence complète des jambes; sensibilité et température du corps amoindries; sentiment de pesanteur; pas d'enflures ; jamais de fièvre ; épreintes douloureuses au bas-ventre, d'un mois et demi de durée.

Le malade arrive à Balaruc dans cet état d'impotence et d'incontinence d'urine, le 31 janvier 1837.

3 Boissons purgatives;
Boisson laxative quotidienne ;
6 Bains tempérés ;
9 Douches à l'arrosoir, ⎫
2 Douches à la pompe, ⎬ à des degrés divers.

Pendant les six premiers jours, urines fortes et épaisses ; urines réellement critiques.

Dès le quatrième jour, promenade dans le corridor.

Le treizième jour, promenade au parc.

Le vingtième jour, il fait deux fois le tour du parc, aidé seulement du bras de son domestique. Rien n'égale le contentement de ce Monsieur, qui, depuis, est revenu deux ou trois fois à l'Établissement. Il est entièrement guéri ; mais sa marche a encore quelque chose d'élastique, de sautillant.

———

Cette maladie a semblé un moment indécise entre

l'hémiplégie et la paraplégie.; car il y a eu à la face
quelques symptômes qui semblaient venir de plus haut
que le rachis. — Dès le premier examen , nous jugeâmes que cet état morbide tenait à plénitude et que des
évacuations continues pourraient bien être salutaires ,
nous ne craignîmes pas de l'annoncer au malade, et l'expérience est venue confirmer nos prévisions. — Le père
de ce malade, âgé de 82 ans , fut atteint d'hémiplégie , en
1824 ; il se fit mettre de suite dans une chaise de poste
et se rendit à Balaruc, d'où il partit guéri. Il a vécu encore quelques années. — Cette fois, les eaux eurent seules
l'honneur de cette cure, car le malade ne fit aucun remède
chez lui. Au sortir du bain , il était couvert de boue
dans les parties malades ; on l'emmaillotait de linges, et,
dans cet état, on le mettait dans un lit, où il restait jusqu'à
ce que les boues fussent sèches. La confiance dans nos
eaux est devenue héréditaire dans cette famille. Le fils ,
de qui je tiens ces détails, croit se rappeler que son père
a usé ainsi des boues.

—

Paraplégie douloureuse avec saillie d'une vertèbre dorsale ,
qui a été entièrement guérie aux eaux de Balaruc.

Mademoiselle N...., âgée de 14 ans , non encore
nubile, d'un tempérament nervoso-lymphatique , d'un
moral très-développé, d'une petite complexion , se trou-
vait indisposée depuis quelque temps , éprouvant des
lassitudes , des agitations , etc. ; elle est douée d'une
grande énergie de caractère avec beaucoup de sensibilité.

Le 13 janvier 1835, étant au marché de Montpellier, les mauvais procédés d'une poissonnière lui causent une vive sensation, dont l'effet retentit sur la région dorsale et les lombes ; elle tombe roide sur le pavé. On l'emporte chez elle. — Elle éprouva des mouvemens convulsifs avec contorsion, pendant une douzaine de jours. Ces reprises de spasme clonique étaient précédées de nombreux renvois, de bâillemens, pandiculations, etc. Les jambes n'étaient pas encore prises. — Frictions anodines le long du rachis et sur les jambes. La malade avait la sensation du feu quand on la frictionnait. — Ayant essayé de se lever et de marcher, elle s'aperçut qu'elle aurait beaucoup de difficulté à opérer la progression, et dans l'espace de huit jours, elle fut tout-à-fait impotente. — Séjour d'un mois au lit, sans autres remèdes que des cataplasmes sur les reins, où elle ressentait du mal.

Le 4 mars, application de deux moxas que l'on convertit en cautères ; — houblon ; sirop de Portal aurifère. — Saillie de la sixième vertèbre dorsale ; ramollissement soupçonné des os.

Arrivée à Balaruc, le 1er juin, marchant à l'aide de deux béquilles à crosse, la paraplégie bien prononcée, les pieds traînans, la saillie de la vertèbre étant bien sensible.

Elle ne sentait pas ses jambes. La sensibilité s'était toute réfugiée au rachis. Insensibilité, surtout du côté droit, bras et jambe.

4 Bains tempérés ;
4 Douches simples, avec friction ;
7 Douches à la pompe.

Je trouve dans mes notes : « C'est la guérison la plus
»remarquable de cette saison. La malade a jeté ses bé-
»quilles, marche, court, etc. »

Retour en septembre pour consolider la guérison. —
Depuis lors, sa santé s'est maintenue. Nous l'avons vue
en mars 1859 ; elle s'est bien développée et sa santé
est parfaite. — *Médecins :* MM. les professeurs Caizergues
et Provençal.

—

*Paraplégie douloureuse très-aiguë, guérie par l'application
de cautères, ventouses, etc., et l'emploi des eaux de
Balaruc.*

M...., âgé de 25 ans, d'un tempérament irritable,
avait joui d'une bonne santé, lorsque, fin octobre 1854,
il se jette à la mer, à 10 heures du soir, à Marseille, à
la suite d'un pari ; il en sort de suite, après une vive
sensation de froid. Rentré à Montpellier, il se plaint
des reins. — Dans les premiers jours de novembre, il
part de nouveau et va en Dauphiné, où il passa trois
mois. Les maux de reins reparaissent et avec eux une
sciatique nerveuse. (*Baume opodeldoch, liniment volatil, etc.*)
—De retour, le 24 janvier, il se trouve bien, ne se plaint
d'aucune douleur, bien-être qui dure depuis 15 jours.

Le 2 février, il ne peut plus marcher, ni rester au lit.
Chaque jour les douleurs augmentent ; les selles et les
urines sont suspendues. Nécessité du cathétérisme. (*Lait
d'ânesse, bouillons frais, liniment de Rosen, encens de
karabé, etc.*)

Impuissance de mouvoir les jambes; pieds tout-à-fait tournés en dedans, surtout le droit ; avec cela, douleurs intolérables à la région lombaire, s'il lui arrive de se mouvoir, d'éternuer, de bâiller ou de rire. — Cet état se continue jusqu'au 15 mars, jour où MM. Chrestien, Bourquenod, Serre et Delmas se réunissent en consultation.

Application de douze ventouses sèches et de deux cautères. Le lendemain, deux nouveaux cautères ; le surlendemain, deux autres. — Disparition des douleurs comme par enchantement et retour de la mobilité des jambes. Ce bien-être dure vingt jours — Dès que les six cautères cessent de donner, l'état empire sur le passé. On revient aux cautères, que l'on place au-dessus des précédens; point de résultat. On en applique plus bas vers la région sacrée, et le mieux-être reparaît. On arrive ainsi de proche en proche à dix-huit cautères, et on applique dix-huit nouvelles ventouses : on continue à le sonder. — Pilules de mercure doux et d'aconit, dont on se loue. — Impossibilité de prendre des lavemens ; réveil en sursaut ; mouvemens nerveux convulsifs spontanés, etc.

Le 25 juin 1835, jour de son arrivée à Balaruc, M... marche lentement, à l'aide d'une béquille et en s'appuyant fortement sur le bras d'un aide. Les pieds bien en dehors, les genoux fléchissent sous le poids du tronc, et chaque membre est jeté en avant par un léger mouvement de circumduction qui part de la hanche, ce dont on s'aperçoit plus facilement, quand M.... fait quelques pas seul sans appui.

Le côté gauche n'a présenté que de la faiblesse, de la difficulté à l'élever. — Le côté droit a été plus hypothéqué; les orteils, le cou-de-pied, le genou étaient pris d'insensibilité. — Engorgement du pied, suite d'une longue position assise; aujourd'hui, étant allongé, il fait avec ses jambes tous les mouvemens possibles de flexion et d'extension, de rotation et de circumduction.

15 bains tempérés;
2 douches à la pompe.

11 juillet. Marche plus solide, les genoux ne fléchissent plus, il peut se passer du bras d'un aide, et, au besoin, pourrait abandonner ses béquilles; il se dandine, ou mieux il *canette* en marchant. Les forces générales ont gagné. Bon appétit; bon sommeil.

Retour à Balaruc, du 10 septembre au 1er octobre.

18 bains tempérés.

Va de mieux en mieux, ne se sert plus de béquilles : sa marche est solide; le jeu des hanches s'aperçoit encore un peu.

Ce malade est parfaitement guéri : la reconnaissance, quand il est dans ces contrées, le ramène à Balaruc. Nous avons eu le plaisir de le voir à la saison dernière. Il n'offre plus de traces de sa maladie.

Paraplégie de dix ans de date, contre laquelle toute la puis-
sance médico-chirurgicale et hydrologique est restée en
quelque sorte impuissante:

Mme ......, d'Antibes, âgée de 36 ans, d'une forte
corpulence, mariée depuis 15 ans, n'ayant jamais eu
d'enfans, ni fait de fausses couches ; d'un tempérament
lymphatico-sanguin. Flux menstruel régulier, périodique,
mais peu abondant. Embonpoint général, pas d'atrophie.

Affection paralytique qui remonte à plus de dix années, sans cause appréciable, rapportée à une menstrua-
tion incomplète.

D'abord, mal à la tête et aux reins pendant très-long-
temps. Depuis deux ans environ, paraplégie complète,
sous le rapport du mouvement ; car, la sensibilité est
intacte. Deux ou trois ans auparavant, la paralysie avait
porté sur le côté gauche seulement ; alors on crut remarquer des symptômes de gravelle. — Plus tard, l'affection
paralytodée a gagné les bras et les yeux, organes qui,
aujourd'hui, ne sont qu'affaiblis.

21 juin 1856. Mme ..... est arrivée à l'Établissement
dans un état d'impotence complète, soutenue par deux
femmes fortes, sur lesquelles elle s'appuie de tout le
poids de son corps. Ses jambes traînent et labourent avec
la pointe des pieds. Elle fait bien quatre à cinq pas ; mais,
au-delà, elle se laisserait tomber, même avec le secours
de ses aides, si l'on n'y prenait garde. — Le côté droit
est plus affecté ; les bras sont faibles et donnent à la

malade le sentiment d'une meurtrissure. — Même chose du côté droit de la tête.

Le soir, légère enflure aux chevilles.

Grande expectoration de glaires.

Température normale à l'influence près des remèdes, de la strichnine, etc.

Bon sommeil.

Appétit excellent, bonne figure, fraîcheur, etc.

On ne peut s'occuper long-temps à lire et à écrire.

Point de pertes. — Excrétion du moucher nulle.

Se croit nerveuse.

Pouls petit.

Soubresauts spontanés, inattendus, etc.

—

Médications faites avant de venir aux Eaux.

Sirop purgatif ; — élixir de Guillé, quatre bouteilles ; — sangsues et bains domestiques, en quantité innombrable.

A Montpellier, vésicatoires multipliés.

Cent vingt-deux sangsues au cou, à la tête, en différentes fois.

Deux moxas.

Quatre cautères qui ont enlevé les douleurs des lombes. Ils datent de quinze mois.

Quatre vésicatoires : un à la nuque, un sur la tête et deux aux oreilles, ont coulé abondamment, surtout celui du crâne qui a délivré la malade d'un mal de tête affreux produit par les moxas.

Pilules de strichnine , n° 58.

Sept mois de petit-lait.

Trois mois de lait d'ânesse.

Régime adoucissant. On a proscrit les mets épicés.

Ces médications ne sont point notées dans l'ordre chronologique, mais selon que la mémoire de la malade les a fournies ; comme aussi elles doivent compter beaucoup d'omissions.

La malade a fréquenté l'établissement en juin et en septembre. — Sa santé générale s'est bien trouvée de nos Eaux ; mais nous avons peu fait pour sa paralysie. A la vérité, nous manquions alors de douches écossaises , ordinairement si utiles dans ces cas difficiles. — Nous avons eu un autre malade, le nommé Bosc , de Lavérune, âgé de 52 ans, d'une forte constitution , dont la situation est tout-à-fait analogue à celle de M.me ..... , à qui certainement nous avons été utile, mais non pas de manière à nous satisfaire. — Il y aurait , sans doute, une bien grande exigence à vouloir toujours obtenir de nos procé_ dés ce qu'on n'a pu faire avec tous les secours médico-chirurgicaux réunis.—Une consolation même nous reste en présence de ces faits réfractaires, c'est que peut-être la puissance hydrologique en aurait triomphé dès l'origine du mal.

Une remarque physiologique à retenir, c'est que la digestion , la nutrition , la calorification , la sensibilité n'aient pas été influencées dans ces deux cas.

IV.

PARALYSIES SATURNINES.

—

Paralysie avec instabilité musculaire des poignets , de quatre mois de durée ; guérison complète par deux saisons des Eaux de Balaruc.

Pagès (Eugène), employé dans une fabrique de produits chimiques (âgé de 36 ans , d'une bonne constitution), occupé à réparer des chambres de plomb , où il a respiré la vapeur de la céruse et celle du sulfate de plomb , dont les plaques étaient recouvertes , opération qui dura deux mois , fut pris de colique de plomb très-aiguë et très-douloureuse, sans paralysie (4 mai 1855). — Huit jours après , il se remit au travail , à souder des chaudières , des tuyaux , etc. — Quatre jours s'étaient à peine écoulés , qu'il rechuta et se trouva pris des quatre membres, des jambes surtout , ces parties ayant été paralysées les premières. —Il avait encore de la roideur dans les membres , lorsqu'il a repris son travail , le 1er juin, pour le discontinuer le 10 du même mois. Depuis le 10, il s'est retiré chez lui; on l'habillait , on le faisait manger comme un enfant.

9 septembre. Aujourd'hui, en arrivant à Balaruc , il s'est présenté à nous dans l'état suivant :

Les jambes ont repris leur mouvement ; le malade a pu faire une lieue à pied.

Le bras droit jouit de beaucoup de mouvemens ; celui de circumduction est un peu douloureux. — Le bras gauche a moins de facilité à se mouvoir, et ses mouvemens sont sous la dépendance de ceux de l'épaule.

Il tremble des deux mains, qu'il mange ou qu'il boive ; ne peut pas écrire, ni couper le pain ; ne peut boire qu'en saisissant le verre des deux mains.

Les poignets ne sont pas douloureux ; les doigts sont contractés.

Il n'a pu soulever une chaise qu'à bras tendu ; à bras fléchi, il est sans force.

Il nous a dit que les soudeurs, en général, ne sont pas sujets aux coliques saturnines.

A pris 18 bains à 45°, de dix minutes ;
12 douches à l'arrosoir ;
2 douches à la pompe.

20 septembre. Les mouvemens des bras sont plus libres ; les doigts sont souples et s'étendent facilement sous l'empire de la volonté ; il se sent plus fort, il coupe le pain, et est très-satisfait. — Il tremble encore des mains, en mangeant et en buvant.

L'effet sudorifique qui s'est manifesté, dès les premiers bains, nous ayant paru salutaire, nous avons jugé inutile d'y associer activement l'effet diarrhoïque : le malade n'a pris de l'eau en boisson, que les jours vides, c'est-à-dire, de repos.

Le 16 mai 1856 , retour à Balaruc. Il est bien mieux ,
les tremblemens sont moindres ; il se plaint seulement
de manquer de force dans les membres et surtout dans
les articulations. Il a de la peine à soulever un fardeau
à la hauteur de la tête ; l'appétit est bon ; les urines cou-
lent bien ; le visage est bon.

Bains et douches tempérés , pendant huit jours.
Quelques étuves à 50°.

Le malade est entièrement guéri. Nous avons eu occasion de le voir depuis cette époque , et il se félicite toujours d'être venu à nos Eaux.

———

*Paralysie saturnine qui a porté son action sur les bras seule-
ment. — Efficacité de nos Eaux. — Le tremblement a
presque cessé ; la contraction est moindre.*

B...., de Narbonne, peintre en bâtimens, âgé de 55
ans, tempérament nervoso-bilieux, fibre sèche, sujet aux
crampes, a commencé son état dès l'âge de 8 à 10 ans,
et l'a continué jusqu'au moment où la conscription l'ap-
pela sous les drapeaux.

De retour de l'armée, à l'âge de 36 ans, il reprit l'état
de peintre. En 1825, pour la première fois , il éprouva
de fortes coliques de Poitou, qui le retinrent un mois au
lit et deux mois en convalescence. Cette colique suivie de
la paralysie des deux bras ; les membres inférieurs restent intacts.

Six ans après, une seconde colique moins forte que la première, et qui attaque moins les bras.

En 1834, il reprend la peinture, et une nouvelle attaque de colique a lieu, toujours accompagnée de la paralysie des bras, laquelle l'a retenu malade jusqu'en mai 1835. — Il se remet au travail et éprouve encore deux reprises de coliques.

Il s'est présenté ainsi à notre examen :
Les mouvemens des bras sont tous possibles et faciles;
Tremblement des mains et de l'avant-bras ;
Sensibilité complète ;
Poignets douloureux, doigts contractés.
Plus affligé de la main droite que de la gauche. Il n'a rien perdu de sa force.

Étuves chaudes combinées avec l'eau en boisson, à dose purgative, de manière à déterminer une action métasyncritique; application des boues sur les poignets.

Les sueurs d'une part et les purgations de l'autre, ont diminué les tremblemens; le malade est bien mieux; mais la contracture des doigts a peu cédé.

———

Paralysie saturnine qui avait porté sur les quatre membres, dont la guérison a été complétée à nos eaux.

Moulinier (Pierre), plâtrier et peintre dans une commune des environs, est âgé de 28 ans, d'un tempérament lymphatique.

L'an dernier, au mois d'août, il fut pris de colique
métallique, à la suite d'une vingtaine de jours de peinture. Cette colique dura sept à huit jours, et céda aux
remèdes employés. — Rechute après quelques jours, qui
eut une même durée : cette reprise lui enleva les forces.
En janvier dernier, nouvelle atteinte de colique, qui l'a
retenu cinq mois au lit, disparaissant et revenant tour
à tour. Dès que le mal de ventre s'est ralenti, il a été
pris des quatre membres, en commençant par les bras.
Cette paralysie s'est continuée jusqu'à ce jour, en
s'amoindrissant. — Sensation d'un poids sur l'épigastre.

9 septembre 1835, à son arrivée à Balaruc :

Les jambes vont assez bien et ont repris le mouvement, mais avec sentiment de faiblesse.

Les bras ont reconquis une partie de leur mouvement : avant, ils étaient comme perclus ; il fallait qu'on
les lui plaçât et déplaçât ; on l'habillait, on le faisait
boire et manger, comme on fait à un jeune enfant de
naissance ; il avait perdu la voix.

Au commencement, les doigts étaient fléchis sur la
main, et l'angle de flexion portait sur le milieu de
la main, au-dessous des éminences thénard et hypo-
thénard ; aujourd'hui, les phalangettes et les phalangines
seules sont fléchies ; il ne peut pas volontairement étendre
les doigts, qui, d'ailleurs, sont souples. Le malade a
maigri ; les bras sont un peu atrophiés.

Bon appétit ; bon sommeil ; plus de coliques.

15 bains à 45°, de dix minutes.

Dans l'espace de huit jours, quatre jours de boisson purgative.

Le malade est parti dans un état de bien-être satis-faisant. Nous avons tout lieu de croire qu'il est guéri et que les coliques n'ont pas reparu.

—

Remarques sur la paralysie saturnine.

On ne saurait s'occuper de paralysie saturnine, sans se rappeler la dissertation de Bordeu sur la colique de Poitou, et en même temps sans penser à la doctrine du contre-stimulisme. — Astruc, Bordeu et les autres médecins de leur époque, ont proscrit, avec raison, l'emploi du mochlique, préparation antimoniale, donnée à la dose de 24 grains; remède dont la *férocité* était telle (pour me servir des expressions de Bordeu), que l'infirmier Samuel faisait administrer l'extrême-onction aux malades, avant de leur donner ce fameux arcane. Et cependant, dans les cas de paralysie, il y avait autant de tolérance que le contre-stimulisme puisse en désirer. — Les religieux de la Charité faisaient donc du contre-stimulisme à leur insu. — « On ne manquait jamais de s'assembler en foule autour du lit de celui qui venait de prendre le *mochlique*. Les convulsions, les vomisse-mens de sang, les transports du malade dans l'effet du médicament, étaient regardés comme une révélation terrible, décisive; les parens et les amis du malade accouraient au spectacle; le mochlique agit, disait-on, il va agir, il travaille : c'était l'oracle qui allait parler, c'était la mine qui allait éclater. » — Après cette épreuve si solennelle et de si longue durée, comment a-t-on pu, en France, adopter la méthode rasorienne avec autant de confiance? La tolérance sur laquelle on s'appuie avec tant de complaisance, était connue de tous les médecins; il n'en est point à qui il ne soit arrivé d'ordonner des remèdes énergiques, et cela sans aucun effet pour résultat. — Ces faits rentrent dans une loi de la physiologie, qui est *l'attention vitale.* Lorsqu'un grand événement survient dans l'économie ; que la vie est aux prises avec une poitrine tuberculeuse, par exemple, elle ne s'occupe pas du ventricule, et l'on peut quelquefois impunément y verser, je dirai presque du poison. Mais, comme ce moment de tolérance, c'est-à-dire, *d'inattention vitale,* n'a pas un signalement absolu, il est prudent de s'abstenir de tout poison; et l'émétique à haute dose nous semble fort rentrer dans cette exclusion.

Mais, comme les erreurs de la médecine ont aussi leur côté profitable, la science gardera le souvenir de la *tolérance vitale,* comme confirmation d'un dogme médical si utile à la thérapeutique en général, et à la thérapeutique hydrologique en particulier.

V.

DE LA PARALYSIE GÉNÉRALE INCOMPLÈTE.

—

Description générale.

La gêne dans les mouvemens de la langue est quelquefois le premier symptôme de la paralysie générale : elle est déjà fort apparente lorsqu'il n'existe aucun embarras dans le mouvement des membres. La voix n'est plus articulée d'une manière *nette ;* le malade est obligé *de faire des efforts* pour parler ; les paroles se font attendre : c'est une sorte de bégaiement comparable à celui de l'ivresse. Si l'on prie le sujet *de tirer la langue ,* on n'observe pas de déviation notable, au moins habituellement ; il en est de même pour la bouche. Les traits de la face conservent leur rectitude naturelle ; en un mot, il n'existe d'apparent, qu'un *bredouillement* dont on ne tiendrait pas compte si l'on n'était prévenu.

· Quand la paralysie a envahi la langue, en y regardant de près, on trouve que le mal étend beaucoup plus loin son influence. — En effet :

Les mouvemens des jambes sont presque aussitôt *intéressés ;* la progression n'est plus impossible. Mais, à partir du bassin, les membres inférieurs, dans toute leur étendue, sont *faibles*. Chaque fois que le malade veut se transporter un peu vite d'un lieu dans un autre, il est obligé de recourir à une succession d'*élans;* ce qui donne à la progression un air chancelant et cadencé : ses mouvemens sont mal *assurés, confus, incertains, mal coordonnés.*

La colère, l'emportement rendent momentanément la force aux extrémités, qui, bientôt après, fléchissent, tremblotent sous le poids du corps.

Le plus habituellement, la faiblesse est également répartie dans l'une et l'autre jambe ; quelquefois seulement, la jambe d'un côté semble moins forte que l'autre, et le malade *biaise* en marchant.

Une chose qui doit surprendre, c'est que les membres *supérieurs* conservent mieux leur force et leur mobilité. Cependant, il est à croire que, si les bras étaient obligés de soutenir, comme le font les jambes, *tout le poids du corps,* on apercevrait de meilleure heure les premiers indices de la faiblesse qui finit par les atteindre. — En effet, qu'on examine le paralytique au lit, quand il est couché sur le dos, quand ses membres pelviens n'ont plus à supporter le tronc, il leur imprime tous les mouvemens qu'on exige de lui ; et ces mouvemens diffèrent peu, pour l'étendue, de ceux des membres thoraciques.

Il est rare que la *sensibilité* ne se conserve pas dans toute l'étendue du corps. — L'aptitude à entendre n'est pas diminuée ; l'œil jouit de toute son énergie ; l'odorat et le goût se conservent sensiblement intacts. Si l'on interroge les malades et qu'on leur demande s'ils éprouvent des maux de tête, des fourmillemens dans les parties faibles, ils ont coutume de répondre, avec empressement, qu'ils se portent bien et qu'ils ne souffrent pas.

La plupart des signes généraux, c'est-à-dire, ceux fournis par la langue, l'état du pouls, la température de la peau, manquent ici. — L'appétit augmente; il s'y mêle quelquefois de la voracité. Ce n'est que dans un état plus avancé, que l'incontinence des urines et des matières fécales arrive.

Cette description est le premier degré des paralysies si bien décrites par M. Calmeil, à qui nous en avons emprunté le signalement, attendu qu'il est identique avec ce que nous avons pu remarquer bien des fois. Seulement, il ne sera pas sans intérêt que nous fassions remarquer que, rarement, les états morbides que nous avons observés, sont parvenus aux deuxième et troisième degrés décrits par M. Calmeil. Nous avons été assez heureux pour arrêter quelquefois la marche de cette cruelle maladie. Comme nous ne connaissions pas alors le travail du médecin que nous venons de citer, nous avions rapporté ces cas au chapitre *des affections paraly-todées.* Trop préoccupé, peut-être, des affections encé-phaliques, auxquelles, cependant, il n'a pas donné une importance absolue, ce médecin ne s'est pas assez occupé de l'état de mollesse, de résolution ou de tonicité du système musculaire des malades dont il a recueilli l'histoire. Comme lui, nous avions été frappé de la différence des mouvemens, dont non-seulement cette classe de para-lytiques, mais dont tous les paralytiques sont suscepti-bles, comparés étant debout ou allongés. C'est encore

pour nous un problème digne d'occuper la physiologie
transcendentale.

—

*Paralysie générale, c'est-à-dire, des quatre membres; mais
plus spécialement des membres supérieurs, due à des
coliques nerveuses violentes, améliorée sensiblement à nos
Eaux.*

La nommée Bressac, âgée de 32 ans, d'un tempérament nerveux, mère de plusieurs enfans, fut atteinte,
à sa dernière couche, d'une péritonite qui, tour à tour
combattue par l'ipécacuanha et par d'abondantes saignées capillaires, la jeta dans un état de faiblesse, avec
des mouvemens convulsifs qui la retinrent deux mois
au lit. Lorsqu'elle voulut se lever, elle se trouva presque perclue des quatre membres. — D'après les antécé-
dens, le médecin appelé n'osa point revenir aux moyens
déplétifs; il se contenta de recommander des fumigations
sèches aux jambes, faites avec de l'encens de karabé, et
quelques révulsifs externes. La grande sensibilité que
la malade avait éprouvée au bas-ventre, éloigna de son
esprit toute idée de purgatifs. — Lorsque la malade fut
en état d'être transportée, on l'amena à Balaruc : les
jambes avaient repris leur mouvement, mais avaient de
la peine à supporter le poids du corps.

Après avoir bien exploré l'état de cette malade, nous
jugeâmes à propos de lui faire prendre de l'eau en boisson, édulcorée avec de la manne, jusqu'à effet laxatif
seulement : la constipation durait depuis plus d'un mois.

Nous attendîmes l'effet de cette médication avant d'employer les bains et douches ; seulement, nous permettions à la malade d'aller respirer l'air de la salle des bains. — Cette mesure nous réussit au-delà de nos espérances ; les mouvemens des membres inférieurs gagnaient en raison de l'effet diarrhoïque. Le cinquième jour, dans l'après-midi, nous commençâmes les bains par immersion à 48°, suivis ou précédés d'une douche à l'entonnoir sur les épaules, avec frictions. Le dixième jour, le bien-être était sensible ; les bras se détachaient du corps et s'élevaient à la hauteur du menton ; ils n'avaient plus cette pesanteur importune dont se plaignent les malades. La période menstruelle étant survenue plus tôt qu'on ne l'attendait, force nous fut d'interrompre. — La malade partit dans un grand contentement.

A propos du poids des membres, il convient de noter que ce poids est bien moindre dans les affections paralytiques extra-encéphaliques, que dans celles qui ont leur siége dans les centres nerveux.

Autre remarque. — La paralysie des membres est moins sensible au lit que debout, surtout dans les affections paralytodées. Beaucoup de malades remuent leurs jambes dans tous les sens au lit, qui, debout, ne peuvent pas leur imprimer le moindre mouvement. Pour les bras, il n'en est pas tout-à-fait de même ; cependant, plusieurs mouvemens sont encore possible dans la position horizontale du corps, qui ne le sont plus dans la verticale.

——

La nommée Armand (Élisabeth), du côté de La Caune, entendant raconter l'histoire de la femme Bressac, nous apprit que sa paralysie avait une même origine, sous le rapport de violentes coliques, que l'on avait attribuées à un empoisonnement par de mauvais grains (du seigle ergoté, probablement); qu'elle avait éprouvé les mêmes symptômes que la malade que j'examinais. — La femme Armand avait été guérie à Balaruc, en 1816, et n'y était actuellement, que pour des douleurs rhumatismales.

Depuis lors, nous avons eu trois autres exemples tout-à-fait analogues.

—

Paralysie des membres supérieurs , résultant d'une colique nerveuse, guérie à nos Eaux.

Voici ce que nous écrivit M. Faure, médecin des salles militaires, en nous adressant ce malade :

« M. L***, officier du 26ᵉ de ligne, entra à l'hôpital
» Saint-Éloi , le 22 janvier 1835, pour des *coliques* qui
» avaient déjà trois ou quatre jours de durée. Elles
» étaient de nature *nerveuse*. Au bout de deux ou trois
» semaines, les membres commencèrent à s'engourdir;
» bientôt cet officier fut perclus des quatre membres :
» il avait le pouls fréquent, mais ne souffrait pas.

» Depuis près de deux mois, les forces revenaient
» aux membres inférieurs; mais les membres supérieurs
» sont privés de mouvement, quoique le pouls n'ait plus
» de fréquence.

» Je le recommande aux soins éclairés du médecin-
» inspecteur. »

Ce malade, quand nous le vîmes, nous fit l'effet de ces *pantins* dont on fait mouvoir les membres à l'aide de fils, pour l'amusement des enfans. Les bras étaient pendans, collés contre le tronc; on eût dit qu'ils ne faisaient pas corps avec l'épaule, mais qu'ils y étaient seulement appendus; les bras paraissaient allongés de deux ou trois pouces.

Après vingt jours de bains et de douches, M. L*** a pu élever ses bras, les porter lentement à sa bouche, se servir de ses mains, etc. Son bien-être est allé en augmentant; et, à la saison de septembre, quand nous avons eu le plaisir de le revoir, il était guéri. Nous avons su plus tard, par des officiers de son régiment, qu'il était tout-à-fait bien.

Un fait bien singulier, c'est que, dans les paralysies par coliques nerveuses, coliques de Madrid, fièvre jaune, choléra, etc., on n'observe point la forme hémiplégique, mais bien la forme bilatérale. — Maintenant, comment rapporter ce genre de lésion harmonique, aux altérations du système ganglionnaire, si peu régulier, d'après les remarques de Bichat?

VI.

—

Hémiplégie faciale.

Pendant long-temps, on avait considéré l'hémiplégie faciale comme une dépendance de l'apoplexie, comme symptôme d'une hémorrhagie cérébrale incomplète. Depuis les travaux bien remarquables de Charles Bell, sur le nerf respiratoire de la face (portion dure de la septième paire), cette affection, mieux connue, a pu être rapportée à son véritable siége.

L'hémiplégie bornée au visage est due à l'affection locale des nerfs qui s'y distribuent.

D'après les travaux de Ch. Bell, Shaw, Magendie, Serres, Mayo, etc., il n'est plus permis d'ignorer que les symptômes de la paralysie de la face varient suivant qu'elle dépend de l'altération,

1° de la cinquième paire ;

2° de la septième paire ;

5° de ces deux nerfs à la fois.

Il résulte d'un grand nombre d'observations, que, dans les cas simples non compliqués, les symptômes de cette maladie attestent tous la perte de la myotilité mise en jeu par le nerf facial.

Description générale. — Dans cette maladie, qui n'occupe qu'un seul côté de la face, un côté du front reste immobile, ainsi que le sourcil, même dans l'expression des passions les plus vives. — Les paupières ne se rapprochent pas ; l'œil reste à découvert et peut s'enflammer ; et, lorsque le malade fait des efforts pour clorre l'œil, on aperçoit distinctement le mouvement indiqué par Ch. Bell, du globe oculaire, en haut et en dedans, en sorte qu'on ne voit plus que le blanc de l'œil. Une suite du non rapprochement des paupières, c'est l'épiphora. Les muscles du côté sain entraînent la bouche, dont le côté sain reste pendant et abaissé. Mais, quelquefois, cela n'est évident, comme l'a dit *Petrus Forestus,* que lorsqu'on fait rire ou parler le malade, et surtout quand il veut prononcer la voyelle *o.* Tous les usages pour l'expression de la bouche et du nez, sont abolis ; tels sont : la prononciation ; l'action de souffler, de siffler, de lancer la salive ; la mastication même, bien que les muscles masticateurs, qui reçoivent leurs nerfs de la cinquième paire, continuent d'agir. Dans les cas exempts de complication, la sensibilité, la vision et l'odorat sont conservés du côté affecté ; il en est de même du goût. Cependant, dans quelques cas, le sens du goût s'est trouvé perverti dans le côté correspondant de la langue. Dans un cas, la luette était déviée du même côté que la face.

L'audition est quelquefois abolie ou troublée. M. Serres (tome Ier, page 455) en offre quatre exemples.

Les fonctions générales ne sont point troublées ; il n'existe aucun trouble du côté du cerveau ; et, s'il y a de la fièvre, c'est une fièvre locale, d'où l'expression de *fièvre rhumatismale fixée au visage*. Ainsi, il y a souvent de la tension, de l'œdème, un peu de gonflement et de rougeur dans le côté affecté ; la douleur, lorsqu'il en existe, siège surtout au niveau du trou stylo-mastoïdien, et derrière l'oreille.

Le plus souvent la maladie débute subitement, à l'insu du malade, ou est précédée de douleurs lancinantes rhumatismales du côté du trou stylo-mastoïdien ; elle existe sans fièvre ou avec fièvre, comme dans plusieurs observations rapportées par Kluyshens.

On trouve dans les Anciens qui ont parlé de cette maladie, sous le nom de *tortura oris*, qu'ils distinguaient avec grand soin deux espèces de cette maladie :

1° L'une par paralysie, résolution ; et alors c'est le côté affecté qui est entraîné par le côté sain ;

2° L'autre, par spasmes, convulsion (*spasmus cynicus, convulsio canina*) ; et, dans ce cas, c'est le côté sain qui est entraîné par le côté malade convulsé. — A la première espèce appartient l'hémiplégie faciale ; quant à la deuxième espèce, elle doit être rapportée à la névralgie de la face. — Dans plusieurs hémiplégies générales, nous avons pu remarquer, à Balaruc, des malades qui présentaient à la fois l'un et l'autre phénomène.

On ne doit point s'effrayer de cette maladie, qui n'a que le nom de commun avec la paralysie qui résulte d'une altération profonde des centres nerveux. — Cependant, elle présente une sorte de gravité, par l'espèce de difformité qui la constitue. (*Montault, Denot, etc.*)

Dans les neuf cas d'hémiplégie faciale indiqués dans
notre tableau, nous avons pu vérifier toute la vérité de
la description générale que nous avons rappelée.

Dans trois cas, il paraîtrait, d'après le rapport de
malades, que des phénomènes cérébraux rapides auraient
précédé l'hémiplégie faciale. Le point de départ du nerf
qui est intéressé dans cette maladie, a pu donner le
change au malade, comme il se peut aussi que des phénomènes de congestion aient eu lieu.

Dans trois cas, nous avons observé un phénomène
sur lequel on a moins insisté : c'est la saillie du muscle
buccinateur sans *turgor vitalis;* on aurait dit que les
malades avaient une fluxion jugale. Chez un d'entre eux,
ce muscle, par momens, était pris de secousses convulsives.

Le renversement de la paupière inférieure, nous ne
l'avons observé que quatre fois, et c'est chez les malades
qui ont le plus résisté à nos médications.

Chez un malade seul, la sensibilité était éteinte. —
C'était un manœuvre d'une quinzaine d'années, qui,
s'étant laissé tomber d'un toit peu élevé, à la campagne,
se remit à travailler immédiatement. — Quelque temps
après, il lui survint une grosseur derrière la mâchoire
inférieure, que l'on prit pour un oreillon, lorsque, insensiblement, on s'aperçut que cet enfant grimaçait toutes
les fois qu'il voulait parler ou manger. Nous lui ou-
vrîmes cet abcès, et, sous l'influence des douches, nous
le renvoyâmes presque guéri.

Nous avons été heureux dans cinq cas, c'est-à-dire, que nous avons mis les malades sur la voie de la guérison, — guérison qui, du reste, ne s'opère jamais subitement. Nous avons quelquefois emprunté le secours des saignées capillaires, des gâteaux sinapisés et des ventouses sèches, au voisinage du trou stylo-mastoïdien. Nous nous sommes bien trouvé de diriger la douche, par momens, sur les gencives, pour solliciter les sympathies muqueuses.

—

Hémiplégie fémoro-tibiale ou sciatique.

En réfléchissant à l'hémiplégie faciale, je me suis demandé s'il n'existait pas une hémiplégie fémoro-tibiale; et mes souvenirs arrivent en foule pour déposer en faveur de cette opinion. — En effet, les nombreux malades qui fréquentent l'établissement pour des affections désignées sous les noms vagues de douleurs, de rhumatismes, de sciatiques, d'affections paralytodées, il en est positivement chez lesquels l'hémiplégie que je signale existe. Elle ne s'accompagne pas d'une résolution complète des muscles, mais d'un amaigrissement, avec abaissement de température et impuissance, par momens, de marcher, sans douleur. J'avais classé quelques-uns de ces cas sous l'étiquette d'*affections iléo-lombaires*. Je soupçonne que cette hémiplégie peut être, et musculaire, et nerveuse. — Je trouve dans mes notes, que, chez plusieurs des malades dont je m'occupe, l'insensibilité était bien évidente, de l'aine aux orteils. Les mouvemens ne se font, quand ils ont lieu, qu'avec le secours des hanches, qui projettent le membre par un mouvement de circumduction du bassin. — A venir, je vérifierai mes doutes à cet égard, par une investigation symptomatique plus étendue, et en comparant les faits que j'aurai sous les yeux avec les observations de Cotugni. — Cette hémiplégie devait facilement échapper aux observateurs, attendu qu'il n'y a pas ici cette multiplicité d'expression des nombreux muscles de la face; que, d'ailleurs, ces parties sont recouvertes, etc.; que leur examen n'est pas de tous les instans, comme ceux de la figure.

De la surdité (paralysie de l'ouïe, cophose, etc.).

L'étiologie des affections chroniques de l'oreille interne est encore enveloppée de trop de nuages, pour qu'il soit facile de faire des coupes nosologiques qui ne soient pas des tableaux de fantaisie. Aussi, l'on nous pardonnera de les avoir groupées sous l'étiquette *surdité.* Sous ce chef viendront se ranger les maladies de la caisse, du tambour, celles du labyrinthe, des cellules mastoïdiennes; les engorgemens de ces différentes cavités, de celles de la trompe d'Eustache; les affections des muscles de l'oreille, de la muqueuse qui tapisse cet appareil, du nerf auditif, etc.

L'appareil auditif, composé de parties molles et de parties solides, tapissé d'une membrane muqueuse excessivement délicate, d'un nerf spécial indépendamment

des nerfs et des vaisseaux nutritifs, compliqué de cavités
nombreuses, communiquant avec le cerveau par le ro-
cher, avec l'arrière-bouche par la trompe d'Eustache,
avec l'air extérieur par le conduit auditif, etc., ne pouvait pas manquer d'être le siége et le théâtre de nombreuses maladies. — L'extrême exiguïté de ses parties,
les fonctions multipliées de cet appareil, à cause de
l'organe de la parole, ses sympathies avec tous les autres
appareils, devaient ajouter à ses tendances maladives. —
Sa position même, par rapport aux modificateurs généraux de l'économie, et aux modifications spéciales que
les maladies de l'encéphale et du pharynx réfléchissent
sur l'organe de l'ouïe, devraient le rendre bien plus fréquemment malade qu'il ne l'est en réalité.

Le sens de l'ouïe, comme celui de la vision, présente
une notion pratique éminemment utile à se rappeler ;
c'est la distinction de la faculté d'entendre, de celle
d'écouter ; la distinction de la fonction, de celle de
l'instrument. — Je m'explique. La faculté d'entendre
peut être intacte, et n'être empêchée dans son action
que par un corps étranger dans le conduit auditif ; par un
engorgement quelconque, sanguin ou humoral, dans
une des cavités ; par l'engorgement, l'obstruction même
de la trompe d'Eustache ; toutes circonstances qui peuvent s'opposer, soit à l'accès des rayons sonores, soit au
libre exercice du nerf sensitif des sons. — La faculté
d'entendre, au contraire, peut être usée, altérée, mo-
difiée, pervertie ou annihilée par une raison extra-oricu-
laire, agissant sur les masses encéphaliques, l'appareil
auditif restant intact, normal, etc. — L'on pense bien

que l'action des eaux minérales, comme toutes celles du reste, de la matière médicale en général, s'adressent plus spécialement à la première catégorie. — Les différens succès obtenus récemment par MM. Itard, Cooper, Saissy, Deleau, etc., au moyen des différentes injections pratiquées par les cellules mastoïdiennes, par la membrane du tympan et par la trompe d'Eustache, ont confirmé les idées que s'étaient faites les Anciens, des différentes causes de surdité.

La réputation de nos eaux, dans cette infirmité, remonte bien loin; le témoignage en est consigné dans les premiers ouvrages qui ont été écrits sur les eaux de Balaruc; et cette popularité ne s'est pas ralentie. Sans doute bien des eaux pourraient s'appuyer sur de pareilles déclarations; mais il est une attestation qui n'appartient qu'aux eaux de Balaruc, c'est celle d'un auteur distingué, M. Saissy, [1] de Lyon, qui, dans une trentaine de passages de son ouvrage, [2] déclare que rien ne lui a mieux réussi que l'eau de Balaruc, dans les nombreuses guérisons que l'on doit à ses procédés nouveaux. Ce témoignage est d'un haut intérêt, si l'on fait attention qu'il s'agit ici d'un médecin qui s'est occupé spécialement des maladies de l'oreille; médecin qui n'était pas de notre École, qui n'avait cédé à aucune suggestion autre que celle de l'expérience, et qui, après avoir essayé de tous

---

1 *Essai sur les maladies de l'oreille interne.* — 1827, Lyon.

2 *Ouvr. cit.,* pag. 26, 35, 50, 57, 40, 45, 100, 102, 104, 114, 116, 121, 122, 124, 151, 157, 158, 162, 163, 169, 173, 174, 181, 232, 259 et suiv.

les liquides que la pharmacie met à notre disposition,
déclare, avec bonne foi, qu'aucun remède ne lui a aussi
bien réussi que l'eau de Balaruc. — Mais il y a plus:
c'est que le docteur Saissy n'applaudit pas seulement à
nos eaux employées sous la forme de douches, comme
cela se pratique dans la plupart des établissemens, mais
c'est sous la forme d'injection dans la caisse du tambour,
par la trompe d'Eustache; procédé qui est devenu clas-
sique entre les mains de cet habile praticien. C'est pour
la première fois, en quelque sorte, que des eaux minérales ont pénétré dans l'intérieur de l'oreille, et cet
honneur appartient à l'eau de Balaruc, qui a répondu
à l'attente du médecin qui a fait appel à ses vertus.

Depuis que nous connaissons les travaux de notre
honorable confrère de Lyon, nous avons fait quelques
tentatives d'injection par la trompe d'Eustache, et nous
avons tout lieu d'espérer que nous pourrons continuer
la réputation que nos eaux ont déjà méritée, employées
par cette voie. — Les travaux de M. Deleau nous ont
suggéré un nouveau système de médication, qui pourra
être très-profitable au traitement des maladies de l'oreille.
Il ne repose pas encore sur assez d'observations, pour
que nous puissions le publier.

La manière plus ou moins lente dont s'est formée la
surdité, les signes commémoratifs appréciés, le médecin
des eaux doit s'occuper de l'examen des orifices interne
et externe de l'oreille, de l'état des fosses nasales, du
degré de surdité, etc, de manière à rendre un jugement
aussi rationnel que possible sur *les motifs* de la maladie.

C'est d'après ce jugement qu'il sollicitera la transpiration de la région temporale et de tout le cuir chevelu, celle des pieds, etc.; qu'il portera l'action des eaux sur le tube intestinal, au cas de vers, etc.; qu'il imprimera une secousse graduée tout autour de l'oreille et jusque sur la membrane du tympan; qu'il provoquera une fièvre locale de ces parties; qu'il sollicitera l'effet de températures diverses se succédant où alternant dans la même séance; qu'il pénètrera dans l'intérieur par la trompe d'Eustache, etc. — En général, nous nous trouvons très-bien, quand nous avons jugé l'effet sudorifique nécessaire, de l'emploi de calottes de taffetas ciré, au sortir de la douche. — Dans les cas de catarrhe chronique du conduit auditif, avec écoulement de pus (bien que ce ne soit pas ici le lieu d'en parler), nous injectons les oreilles avec confiance, et nous n'avons pas eu à nous en repentir. La perte des osselets de l'ouïe n'a pas l'importance qu'on y avait attribuée. — Les beaux travaux d'anatomie philosophique de M. Geoffroy-de-St-Hilaire, nous ont appris que ces osselets n'étant que des opercules à l'état rudimentaire, ne figuraient là qu'à titre de *memento*.

Les douches dans le conduit auditif ont souvent amené la sortie de bouchons, qui, appliqués immédiatement sur la membrane du tympan, rendaient l'ouïe dure. Nous avons annuellement de ces cas-là, sans qu'il soit permis de s'en beaucoup féliciter; seulement il est extrêmement important de se hâter de fermer l'entrée de l'oreille avec du coton, pour éviter une otite ou une otalgie, dont les suites sont quelquefois si cruelles.

Nous avons un malade, M.***, de Saint-Bauzille, qui
vient annuellement pour une surdité sablonneuse qui
remonte à 1796, époque où il vint pour la première
fois. Après quelques injections détersives et quelques
jours de boisson, il retourne chez lui dans un état de
bien-être.

Observation.

L. B***, du Hâvre, âgé de 10 ans, était sourd depuis
quatre ans, c'est-à-dire, qu'il fallait beaucoup élever la
voix pour qu'il pût entendre. Sa figure avait pris le caractère d'étonnement et de timidité des personnes dures
d'oreille. Sa mère ne se rappelait pas s'il y avait quelque
coïncidence entre les fièvres éruptives qu'avait eues l'enfant, et son infirmité actuelle.

Je lui fis couvrir la tête de taffetas ciré.

Il fut douché à l'entonnoir, et les oreilles furent
injectées pendant l'après-midi. —Après quelques jours de
médications, étant à la douche, l'enfant s'écria tout à
coup avec joie : Maman, j'y entends ! j'y entends ! — Ce
bien-être s'est maintenu. L'on a eu occasion de voir la
mère de l'enfant, deux ans après. —Ce jeune malade ne
put pas me dire s'il avait senti descendre quelque chose
à l'arrière-gorge : les doucheurs n'aperçurent rien au
dehors du conduit auditif.

Surdité des deux oreilles, attribuée à un vice vénérien, accompagnée de fluxion et de douleurs. — Guérie après deux saisons.

M. R. G***, des environs, après avoir fait un traitement anti-vénérien avec le muriate d'or, est venu à nos eaux. Après une première saison, le mieux-être n'a consisté que dans la conviction que le malade pourrait guérir sa surdité, ayant eu quelques instans d'intermittence. — A une seconde saison, la suppuration s'est établie sous l'influence des douches, et l'ouïe est revenue d'un côté. Nous n'avons plus revu le malade.

—

Affection amaurotique, suite d'une disposition native et d'un excès de travail. — Bienfait de nos Eaux.

M.***, de Marseille, âgé de 45 ans, d'un tempérament lymphatico-sanguin, d'un caractère énergique, après avoir long-temps travaillé dans une profession honorable, s'est vu obligé de céder son office par défaut de la vue, ne pouvant ni lire, ni signer.

Arrivé à Balaruc en mai 1838, nous remarquâmes que le malade était dans un état de turgescence sanguine, mais surtout calorifique; sa peau était brûlante. Nous crûmes que le malade était sous l'imminence d'un accident.

12 boissons purgatives ;

6 bains frais ;

Une saignée de pied.

Trois jours de suite, de l'eau en boisson à dose purgative. — Le jour suivant, un bain à la température de 25° centigrades.

Départ le 6 juin, dans un état bien satisfaisant.

La vue a beaucoup gagné : on a pu lire quelques enseignes, voir la ville de Cette, qui est assez distante des Bains. La tête et le ventre sont libres ; la température est normale : le malade est très-content.

Retour en septembre.

6 boissons purgatives ;

5 bains frais.

Le mieux se soutient ; le malade peut signer.

La ville de Marseille compte aussi deux dames qui ont recouvré la vue à Balaruc, dans un état même plus satisfaisant que celui-ci. — La ville de Narbonne également, etc. — Il ne s'agit ici que de vues relatives ; bien certainement, les eaux minérales, ni aucun remède au monde, ne donneront une forte portée de vue à qui en a manqué dès sa naissance.

Dans le cas ci-dessus, on remarquera qu'il n'a point été fait usage de douches.

Paralysie de la vessie.

Cette paralysie se rencontre chez des malades de tout âge, lorsqu'ils ont été ou sont encore hémiplégiques; elle est encore fréquente chez les personnes âgées, qui, par une vie trop sédentaire, ont pris l'habitude de retenir trop long-temps leurs urines. Cette paralysie a lieu par rétention; celle par incontinence, c'est-à-dire, qui suppose la paralysie du sphincter de la vessie, est plus rarement isolée; nous ne l'avons rencontrée que chez quelques malades atteints de paralysie générale incomplète, chez des paraplégiques, etc., et, par conséquent, faisant partie essentielle de ces états morbides.

La vessie est capable d'une grande distension. L'on sait, d'après Haller, Franck, etc., que l'amplitude qu'elle peut acquérir est telle, qu'elle a pu contenir de douze à vingt livres d'urine. Nous avons déjà signalé le besoin de veiller à l'émission des urines chez les paralytiques, attendu que, soit paresse, soit insensibilité, ils l'oublient facilement.

Dans ces paralysies, nous douchons le périnée et l'hypogastre sous des degrés différens et avec des températures variables. Les injections dans l'intérieur de la vessie ont été également employées. Cette année, nous espérons que notre sonde à double-courant, mieux disposée, sera d'un plus fréquent emploi.

Chez les vieillards, il arrive assez fréquemment que la paralysie et le spasme de la vessie sont sous la dépendance d'une rétrocession dartreuse. L'on sait que, dans l'un et l'autre sexe, on observe fréquemment les dartres du périnée et des parties génitales chez les personnes avancées en âge. — Nous avons eu deux exemples de cette rétrocession, dont nous avons triomphé à l'aide des mouches de Milan et du taffetas ciré, appliqués sur le siége qu'occupait la dartre, et par des douches sur l'hypogastre et les reins.

Chez un autre vieillard, nos médications n'obtenaient pas le succès que le malade espérait. Le malade est fort bien conservé et n'avait à se reprocher que des excès de cidre et de bière. Nous parvînmes à découvrir que le malade suait autrefois des pieds et même de tout le corps, qu'il ne se baignait jamais; et, en effet, l'examen de la peau nous montra que cet organe, revêtu d'un enduit furfuracé, ne fonctionnait pas. Nous prescrivîmes des semelles attractives aux pieds, des bains tièdes par immersion, des apparitions momentanées à l'étuve, et de l'exercice. Ces médications nous réussirent au-delà de nos espérances, et cette fois la vessie répondit mieux à l'action si puissante de nos douches et aux applications de boues.

Un artifice qui nous seconde quelquefois, consiste à engager les malades à promener dans le corridor de l'Établissement, pendant que les robinets des baignoires et des douches sont en jeu. L'on connaît depuis long-temps l'action inexplicable du murmure d'une eau fuyante ou tombante, sur l'appareil urinaire. — Nous employons aussi avec succès les douches ascendantes.

VII.

AFFECTIONS PARALYTODÉES SPONTANÉES DE L'ENFANCE ET DE
L'AGE AVANCÉ, TRAUMATIQUES, ETC.

———

Annuellement nous avons à traiter bon nombre d'enfans qui présentent de la faiblesse dans un bras, dans une jambe, quelquefois à l'épaule, à la hanche; chez quelques-uns, il y a menace de luxation, retard ou irrégularité dans l'accroissement d'un membre, ou prépondérance des parties supérieures sur les inférieures. — Généralement parlant, dans tous ces cas, les eaux de Balaruc, convenablement employées, ont le plus heureux succès. L'application des eaux sous leurs différentes formes, n'est point indifférente dans la première enfance. Aussi, avons-nous toujours présentes à l'esprit les idées suivantes :

L'enfance est assujettie à des dépurations cutanées qu'il faut respecter, favoriser, solliciter même.

La susceptibilité nerveuse de l'enfance, quelquefois excessive, ne saurait, en général, s'accommoder du bain froid.

Le travail de la dentition et la disposition aux convulsions, qui accompagne trop souvent ce travail, ne doivent pas être oubliés dans l'emploi des bains ; la facilité à s'enrhumer, si évidente chez bon nombre d'enfans, la coqueluche, la diarrhée, etc., doivent entrer en ligne de compte.

Il est quelques enfans qui, accidentellement débiles (par une mauvaise lactation, par exemple), ne parviennent à leur

*constitution héréditaire ou normale, qu'à la faveur d'une série
de petites fièvres, que le médecin instruit sait respecter.*

C'est sous la réserve de ces souvenirs, que nous
graduons l'action des bains, des douches, etc. Nous employons avec avantage la boue tamisée en frictions et en
bains. — On ne saurait croire avec quelle patience de
jeunes petites filles supportent les douches à la pompe.
—Le jeune enfant de Mme de Florensac, malade de M. le
professeur Golfin, a présenté cette circonstance que les
membres avaient acquis une tonicité telle que nous n'en
avions pas encore vu d'exemple pareil. Nous en avons
conçu une grande espérance, pour le rétablissement
d'une santé pour laquelle tous les membres d'une bien
respectable famille font journellement des vœux.

Si, dans l'enfance, les organes de la progression, les
muscles et les articulations sont quelquefois en défaut,
l'âge avancé présente une bien plus large surface aux
empiétemens paralytodés. C'est ainsi, qu'indépendamment de la débilité du système locomoteur, le tissu cel-
laire devient plus lâche et permet quelques infiltrations;
le système glandulaire, par suite du relâchement général
du système entier, émet une trop grande quantité de
mucosités, de pituite, etc., pendant que le système cutané fonctionne mal, ou ne fonctionne pas du tout ; —
tous désordres qui retentissent sur l'appareil digestif, et
diminuent chaque jour son importance fonctionnelle,
tant privée que publique.

Au nombre des personnes qui se sont bien trouvées
de nos eaux, pour une affection paralytodée des extrémités et de mucosités buccales, l'Établissement compte

avec orgueil une des plus anciennes et des plus grandes illustrations de la pairie, M. le marquis de S***.

A ce chapitre appartiennent les affections paralytodées *traumatiques*, c'est-à-dire, suites de fractures, de luxations, de fortes contusions, etc. Annuellement nous avons à traiter dans l'Établissement, et surtout à l'hôpital, un certain nombre de malades auxquels nous sommes incontestablement utiles.

———

Affection paralytodée dans le poignet gauche, reste d'une hémiplégie dont le malade avait guéri à Balaruc, il y a vingt-cinq ans.

M. B. de St-***, âgé de 66 ans, fut atteint, en novembre 1811, d'une hémiplégie du côté gauche, dont il fut guéri complétement en 1812 et 1813, aux bains de Balaruc, en même temps que d'une inflammation des yeux. Depuis cette époque, il n'a cessé de boire annuellement, chez lui, de l'eau de notre source. — Il n'y a que deux ans qu'il a ressenti de la faiblesse dans le poignet malade, et c'est ce qui l'a amené cette année, à titre de mesure prophylactique, pour faire quelques remèdes dont il s'est bien trouvé.

———

Nous sommes heureux que le hasard, ou mieux la reconnaissance, nous ramène des malades qui ont été guéris à nos eaux, il y a bon nombre d'années : nous pourrions en citer bien d'exemples. Nous nous contenterons du suivant, pour confirmer le principe que nous voulons établir, qu'il est rare que les guérisons de paralysie ne s'accompagnent pas tôt ou tard de quelques traces d'affection paralytodée.

M. C***, de Maraussan, célibataire, âgé de 63 ans (juin 1836), d'une forte constitution, à l'âge de 25 ans, eut une attaque d'apoplexie, suite d'une grande sensibilité morale. L'attaque s'annonce par des frissons, par des fourmillemens aux doigts. Le bras affecté fut atteint de plusieurs mouvemens convulsifs; la bouche se dévia fortement; la parole devint difficile; la salive coula par les commissures : cette scène eut lieu en octobre 1797. Le lendemain, émétique *fractâ dosi,* purgatifs, vésicatoires, frictions; — pas de saignée générale.

Sorte d'imbécillité; rire inconsidéré.

Au mois de mai suivant, il vint à Balaruc, impotent, les jambes traînantes et le bras pendant, bouche de travers. — De retour des eaux de Balaruc, il se trouva mieux, put marcher; le rire cessa, et, deux ans après l'accident, il put reprendre ses affaires; il put monter à cheval, etc.

Il y a quelque temps que le malade marche un peu courbé sur le côté; la main est contractée; et, chose remarquable, bien qu'il se serve de cette main, soit pour manger, soit pour s'habiller, il est obligé, pour l'ouvrir, *de jeter l'épaule et le coude en arrière.* M. C*** attribue cet état de choses à plusieurs chutes de cheval.

Il est inutile de dire que, dans l'espace de quarante ans, qui sépare le moment actuel de celui de son attaque, M. C*** a fréquenté plusieurs fois notre Établissement. Au reste, il n'est pas le doyen de nos habitués;

il en est un dont la première apparition remonte à 1796, dont nous avons déjà parlé.

———

Affection paralytodée des membres inférieurs, avec un commencement d'amnésie, due à des pertes séminales involontaires.

M. H***, de Grenoble, âgé de 36 ans, d'un tempérament nerveux, d'un caractère irritable, grâce aux soins d'une femme-de-chambre de sa mère, s'était accoutumé à des attouchemens qui, de bonne heure, dégénérèrent en masturbation. — Les exemples qu'il rencontra au Collége, n'étaient pas faits pour faire cesser cet irrésistible penchant ; mieux que cela, avec deux de ses camarades, il faisait souvent assaut à qui continuerait plus long-temps cette odieuse manœuvre. — Malgré sa bonne constitution, sa santé s'altéra vers l'âge de 18 ans. Cette circonstance et la mort d'un *collégien,* victime de ce vice, le firent rentrer en lui-même et suspendirent momentanément la masturbation. — Au sortir des Écoles, il eut occasion de voir des femmes, auprès desquelles il ne trouva aucun plaisir, en comparaison de ce que son imagination lui avait fourni. Alors, rassuré par cela que sa croissance était terminée, il jugea que l'ouvrage de Tissot n'était qu'un tissu d'exagérations, et il revint à ses habitudes, sans renoncer à se rapprocher du sexe quand l'occasion se présenterait. — Un long exercice du cheval, sans suspensoire, lui occasiona un abcès au scrotum : il avait 26 ans lorsqu'il en fut guéri. Quelque temps après, il s'aperçut qu'il avait moins d'ardeur, mais qu'il éprouvait souvent des pollutions nocturnes qui lui causaient une faiblesse inaccoutumée. — Étant de passage à Paris, il alla consulter M. Dubois père, qui lui prescrivit des astringens, des toniques, des bains frais, etc. Insensiblement il s'est aperçu que, pendant qu'il allait à la selle, il rendait une liqueur pareille à du mucilage de gomme adragant préparé à froid. Les médecins qu'il a consultés, lui ont dit que c'était du fluide prostatique.

Depuis lors, sa santé est allée de mal en pis. Il a toussé; il a perdu l'appétit par momens, a éprouvé des douleurs vagues, etc., et est arrivé insensiblement dans l'état où il est aujourd'hui. Dans cette durée de neuf années, il a eu tous les maux imaginables, et a fait mille remèdes divers. En dernier lieu, on lui a appliqué quatre cautères aux lombes, et on l'a mis à l'usage du lait d'ânesse coupé avec une infusion de fleurs de polygala. Il a maigri considérablement; ses organes génitaux sont flétris; son énergie morale est éteinte, et sa mémoire faiblit tous les jours; ses jambes ont peine à le porter; il se précipite et se tuerait infailliblement sans un bras étranger; il marche à grands pas, les pieds en dehors.

> Eau à dose laxative;
> Douches froides sur le périnée et aux lombes;
> Bains froids prolongés.

Ces moyens, des promenades au bord de l'étang et un régime soigné, ont amené un peu de bien-être. Le malade n'a eu, dans l'espace de quinze jours, que deux pollutions nocturnes; la constipation ayant été combattue par l'eau en boisson, il a vu moins souvent du mucus salir son linge.

Nous lui conseillâmes d'aller consulter le professeur Lallemand; mais l'appréhension qu'il avait d'être sondé était telle, que nous doutons qu'il y soit allé : nous n'avons plus eu de ses nouvelles.

—

Quand nous vîmes ce malade, le Ier tome de l'ouvrage de M. Lallemand, sur les *Pertes séminales,* avait paru; ce qui nous a rendu plus attentif à cette cause évidente et manifeste de bien des paralysies. Ce n'est pas que, depuis bien long-temps, nous pensions que l'abus des organes génitaux entrait pour beaucoup dans la patho-génie humaine; et, pendant même que je lisais les *Lettres sur l'encéphale,* de cet ingénieux auteur, je me disais à moi-même :

Plus occidit . . . . . , quàm caput.

Des exemples d'affections paralytodées des membres inférieurs, qui trouvent leur source dans l'abus des pertes séminales volontaires ou involontaires, se trouvent dans les observations 89, 92, 99, de l'ouvrage bien remarquable sur les *Pertes séminales*. M. Lallemand rappelle (page 65, IIIe partie), le fait d'un aide-de-camp du général Dumouriez, qui guérit dans le temps, *à Balaruc,* d'une paralysie des extrémités inférieures, en même temps que d'un priapisme que rien ne pouvait abattre.

—

VIII.

DE L'IMPOTENCE DES EXTRÉMITÉS INFÉRIEURES, OU MAL VERTÉBRAL DE POTT.

L'habile chirurgien à qui nous devons la connaissance de cette maladie, s'est appliqué à la distinguer des véritables paralysies, auxquelles il a donné, pour signalement par trop absolu, la résolution complète. Quand la maladie est formée, voici ce que l'on remarque :

Les extrémités sont impropres à tout mouvement volontaire ; assez souvent, il y a des douleurs spontanées ; les muscles extenseurs, les fessiers, les droits antérieurs, les triceps cruraux (cruraux et vastes), les soléaires et les jambiers postérieurs, sont atteints d'une hypertonie qui met ces extrémités dans une extension complète. Il en arrive que les pieds ne peuvent pas s'appliquer à plat sur le sol ; les gros orteils sont les seuls qui touchent la terre ; les deux genoux se serrent fortement, ou bien l'un passe devant l'autre, et les cuisses se croisent ; le plus souvent, les impressions faites sur la peau ou sur les chairs musculaires, ne produisent point ou que très-peu de sensation de conscience. Pour fléchir ces membres, aux genoux, on cause de la douleur, et il faut un effort considérable. Mais, chose singulière, si l'on parvient à vaincre la résistance des extenseurs, *les fléchisseurs l'emportent rapidement sur eux ; les jambes frappent sur les cuisses, et les talons contre les fesses.* Quelques momens après, les extenseurs reprennent leur empire, et les

extrémités se redressent. — Au commencement de la
maladie et à la fin, vers la convalescence, ce sont les
fléchisseurs qui dominent sur les extenseurs, de sorte
que les extrémités sont fléchies. *

———

Dans cette division nous avons compris les affections
tuberculeuses, carieuses, rachitiques de la colonne vertébrale, sans rien préjuger sur une question encore indécise, bien qu'elle ait occupé les sommités de la science,
les Académies royales de Londres et de Paris. — Sur
deux malades, nous avons pu vérifier les symptômes sin-
guliers de l'impotence de Pott, dont nous avons emprunté le signalement à une des éloquentes leçons du
professeur Lordat.

Sur les seize malades qui sont passés sous nos yeux,
tous n'étaient pas atteints d'une impotence décidée ;
plusieurs y préludaient, étaient dans l'imminence ; un
seul (c'est un jeune homme de 16 ans) nous a offert
un fort développement, probablement tuberculeux, des
vertèbres cervicales supérieures, qui préparent un avenir
fort triste à ce malheureux.

Si nous n'avons pas de succès complets à raconter
à l'occasion de cette maladie, mais seulement des améliorations, c'est que les malades séjournent trop peu aux
eaux. Cependant, si l'état de l'impotence peut être rapporté à une hypertonie des muscles, il est certain que
les eaux, employées dans une période convenable et avec
une durée suffisante, devraient être salutaires.

* *Journal des Sciences médicales de Montpellier*, tom. II, pag. 1.

IX.

PARALYSIES SINGULIÈRES , SPASMODIQUES , CHORÉE ,
PSEUDO-CHORÉE , ETC.

—

La danse de Saint-Guy est une affection dont les effets
sont continus , et qui vicie sans cesse tous les mouvemens
musculaires que l'âme prescrit. Voici ses vrais caractères.
Quand le malade est couché et qu'il ne cherche pas à
faire un mouvement , il est aussi immobile qu'un homme
sain , qui serait dans les mêmes conditions. Mais , dès
qu'il veut faire un mouvement avec les muscles actuellement affectés (*car cette affection qui intéresse le plus souvent tout le système musculaire, peut n'intéresser que les
extrémités ou supérieures ou inférieures*). Ce mouvement, au
lieu d'être régulier et conforme à l'intention de l'âme ,
devient bizarre , extravagant ; le membre ne parcourt pas
son chemin ; *il vague,* en deçà et en delà , aux côtés du
point qui avait été assigné. Le malade a d'ailleurs le
sentiment de sa force ordinaire ; et , sous ce rapport, on
ne peut pas comparer cette affection avec la *parésie.*

Si, dans la véritable chorée, les mouvemens irréguliers
ne sont pas spasmodiques , il n'en est pas de même dans
la pseudo-chorée ou fausse chorée. Dans celle-ci, le symptôme le plus saillant est une inquiétude qui fait qu'à tout
instant le malade remue son tronc ou ses extrémités inférieures ou supérieures , comme s'il avait quelque geste
à faire ,. sans qu'il ait aucune intention , mais seulement
par l'impossibilité de maintenir les muscles dans l'immo-

bilité. Ce qui a fait confondre cette maladie avec la chorée , c'est que les mouvemens n'ont pas la brusquerie
ni le tremblemens des spasmes cloniques ordinaires, et
qu'ils imitent assez les actions volontaires. Mais , malgré
ces apparences, ils sont involontaires, sans but , et par
conséquent spasmodiques. * M. de Humboldt a fait sur
un adolescent atteint d'une pseudo-chorée de ce genre,
une observation que nous avons été dans le cas de répé-
ter à Balaruc. — L'enfant ne présentait ces mouvemens
désordonnés , que dans les extrémités inférieures. On
pensa que la maladie était locale, et que quelque cause
irritante stimulait les nerfs de la partie inférieure de
la moelle épinière. On lia fortement les extrémités pel-
viennes , pour que les mouvemens fussent impossibles.
Qu'en arriva-t-il? C'est que les extrémités thoraciques
exécutèrent les convulsions que l'on avait comprimées
en bas. Or , cette solidarité entre des parties opposées,
prouvait assez qu'une cause unique dirigeait les deux
phénomènes. On ne s'arrêta pas là : on voulut voir le
résultat d'une compression pareille exercée sur les extrémités supérieures. L'effet fut que le malade tomba dans
des angoisses insupportables ; et , pour éviter une syncope imminente , on se hâta d'ôter tout cet appareil.

Au nombre des 31 paralytiques classés sous cette
étiquette , se trouvent 11 enfans atteints de chorée. Les
vingt malades restant ont été atteints de tremblemens
divers , spasmodiques, hystériques, épileptiques, convulsifs , etc. , la plupart d'un âge avancé. — Ces mala-

* *Journal des Sciences médicales*, tom. II , pag. 365.

dies sont, en général, les plus réfractaires aux succès des eaux minérales : néanmoins, bien que nous manquassions encore de douches écossaises, nous avons obtenu quelques résultats satisfaisans. Deux enfans sont partis infiniment mieux qu'à leur arrivée; à la vérité nous avons aidé l'action hydrologique, de celle de l'assafœtida à haute dose. — Par des bains prolongés, nous sommes parvenu à diminuer de moitié des mouvemens continus du bras, chez deux malades bien intéressans. Chez un malade atteint de fausse chorée aux deux jambes, nous avons appliqué des ventouses sanglantes sur les parties malades, en même temps que des douches et des bains locaux, et nous sommes parvenu ainsi à fixer cette instabilité musculaire. Mais le traitement des fausses chorées des bras nous a moins bien réussi. — Nous avons rencontré des cas de tremblemens des quatre membres et de la tête, des plus forts que l'on puisse voir, entre autres celui d'un nommé Grégoire, de Saint-Laurent, chez lequel les jambes et les bras étaient sans cesse en mouvement, bien que cet homme ne fût âgé que de 41 ans. Le concours successif des étuves et des douches avec la boisson, ont amené un mieux réel chez cet homme.

Nous ne parlons pas de quelques cas de tremblemens *à debilitate,* dont s'accompagne quelquefois la vieillesse, attendu que les malades qui en étaient atteints, sont venus aux eaux pour d'autres infirmités.

L'étendue déjà trop grande de ce compte-rendu, ne nous permet pas de publier les observations que nous avons recueillies.

X.

—

Affection paralytodée des membres inférieurs, de dix années de date, qui s'irradie par momens jusqu'aux bras et aux mains, et s'accompagne de douleurs passagères, brusques et vives; — perte de l'intelligence *de ces parties; — nécessité de la lumière pour la déambulation sans appui;— érection devenue nécessaire à l'émission des urines; — incontinence pendant la nuit principalement.*

Constitution native très-forte; grande vigueur, agilité extrême, santé parfaite jusqu'à trente ans. En 1827, première atteinte de douleurs lancinantes dans les jambes; plusieurs autres ont eu lieu dans l'espace de deux ans, puis elles sont venues plus fréquentes. Tantôt elles paraissent provoquées par les circonstances atmosphériques; tantôt on ne peut saisir aucune relation de causalité; elles cèdent quelquefois à une forte distraction, à une conversation animée, à de la bonne musique; elles ont été aussi maintes fois chassées, mais au bout de quelques jours seulement, par l'emploi du musc à dose faible. Elles envahissent ordinairement les membres inférieurs, mais quelquefois aussi les bras, les mains, le tronc, fort rarement les articulations.

En 1829, amaurose guérie par la cautérisation syncipitale, la pommade de Gondret, l'électro-puncture, etc.

Vers 1830, parfois émission involontaire d'urine, soit pendant le sommeil, soit pendant la veille ; affaiblissement, mais non subit, des extrémités inférieures. Depuis, cette dernière affection a fait des progrès continuels, mais extrêmement lents ; elle s'est accompagnée peu à peu de *l'impossibilité de rester debout les yeux fermés, ou seulement dans l'obscurité, et d'une extrême incertitude de la marche, lorsqu'il ne fait pas bien clair.*

L'affection de la vessie n'a pas fait les mêmes progrès, et même, pendant plusieurs années, l'incontinence s'était bornée aux instans du sommeil ; mais, depuis quelques mois, elle a recommencé à avoir lieu pendant la veille, fort peu cependant et pas d'une manière incommode ; elle est provoquée surtout par des idées ou des attouchemens lascifs ; alors, en prenant le pot-de-nuit sur-le-champ, elle ne coule plus, arrêtée sans doute par la tension nerveuse que produit la direction de la pensée vers l'action d'uriner ; mais, que la pensée soit dirigée ailleurs, la tension nerveuse cesse, l'urine coule : elle est toujours fort belle, claire, aromatique, médiocrement abondante. Pendant le sommeil, *érection presque continue,* mais sans fatigue, sans rêves ni pollutions ; point de pertes séminales ; — la force virile est beaucoup diminuée, mais non éteinte.

La sensibilité de la peau est excessive aux flancs, à l'hypogastre et aux lombes ; elle est presque nulle aux pieds, aux jambes et à l'épigastre. — Nulle différence entre les deux côtés pour la faiblesse, l'insensibilité, etc. ; les membres inférieurs ne sont nullement émaciés ; ils soutiennent mal le corps ; mais, dans la position assise ou combinée, ils se meuvent avec vigueur et agilité.

La colonne vertébrale a conservé de la vigueur, et peut-être toute sa vigueur ; car, dans la position couchée, elle soulève et soutient le corps très-facilement, en le laissant porter seulement sur les talons et l'occiput. Elle est extrêmement souple et flexible : pendant la douche sur les lombes, elle ressemble à une anguille, suivant les remarques de l'inspecteur des eaux de Balaruc.

Traitement. — Au mois de février 1831, M. R*** a été appelé comme médecin ordinaire, et s'est adjoint M. S***. Celui-ci a d'abord soupçonné une inflammation du col de la vessie, et s'est assuré, par le cathétérisme, qu'elle n'existait pas. — Alors est venue l'idée d'une paralysie ou d'une inflammation de la moelle épinière.

On a placé, en mars 1831, un moxa de quinze lignes à la partie supérieure des lombes, et l'on a entretenu, pendant quatre mois, une énorme plaie, soit avec l'onguent de la mère, soit avec la pommade de Garou, simple ou cantharidée, soit enfin avec un certain nombre de pois : la plaie a rendu beaucoup, a fatigué et n'a amené aucun résultat.

Au printemps 1832, frictions électriques sur les lombes et les jambes par une brosse communiquant à une machine de cinquante pouces : une douzaine de séances sans aucun résultat. Alors, introduction, dans le canal de l'urètre, d'une petite sonde communiquant avec la machine électrique, et en même temps approche d'un pinceau métallique derrière les reins, pour recevoir le

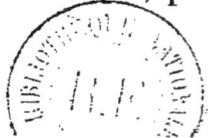

courant qui était censé traverser la vessie : dès la première séance, plus d'incontinence d'urines la nuit ; de même , après les quatre suivantes ; mais la quatrième et cinquième nuit, émission spermatique : suspension des séances ; l'émission ne reparaît pas.

En juillet 1838, bains aromatiques. Après deux ou trois bains, l'incontinence nocturne reparaît. Les bains suspendus après le sixième, elle persiste et résiste, même un mois après, à dix ou douze séances d'électricité : elle n'a plus cessé depuis.

Au printemps 1833 , un séton a été appliqué à la nuque, et gardé quatre mois sans aucun résultat. Pendant quelque temps il a été pansé avec de la strychnine, mais sans effet d'aucune espèce. La strychnine avait déjà été employée en friction et inutilement ; elle l'a été sans succès par la méthode endermique : ingérée dans l'estomac , à des doses très-faibles , et élevé insensiblement jusqu'à celle de 1/6 de grain par jour, elle a provoqué de telles douleurs dans les membres, qu'il a fallu cesser : point de sensation dans la moelle.

A la fin de l'hiver 1834, emploi de l'électricité sous forme de fortes étincelles administrées aux pieds et aux jambes : — quinze séances, résultat nul.

Bains égyptiens , massage , etc. ; point de succès.

Au printemps 1834, consultation de quatre médecins en réputation ; l'examen du rachis par la pression du doigt, par l'eau chaude, n'a produit aucun renseignement. Toutefois, trois de ces messieurs ont admis une lésion matérielle de la moelle : — prescription de sangsues fréquentes le long de la colonne ; puis de pointes de feu ; puis de cautères et d'aloétiques, pour déterminer un flux hémorrhoïdal. Ce régime n'a pas été suivi ; seulement quelques applications de sangsues ont eu lieu.

Quelque temps après, traitement homœopathique sans résultat ; magnétisme animal sans aucun effet. Une somnambule a déclaré voir des graviers dans les reins, et je ne sais quoi ailleurs.

En novembre 1856, électro-puncture pratiquée dans la moelle épinière : dix à douze séances de vingt minutes, nul résultat.

Un peu après, emploi du phosphore à l'intérieur et à l'extérieur. Au bout de sept à huit jours, la dose intérieure, portée graduellement à 2/3 de grains, a provoqué une inflammation générale qui en a fait cesser l'emploi : ni le phosphore ni la strychnine n'ont agi sur les organes génitaux.

En mai 1857, voyage à Montpellier.

En juin, quinze bains ou douches de Balaruc, sans fatigue, mais sans amélioration appréciable.

En juillet, quelques bains de mer ; mais de vives douleurs les ont fait abandonner.

Le 12 août, cautérisation du col de la vessie : résultat nul ou même fâcheux ; l'organe est en plus mauvais état depuis lors.

Les facultés intellectuelles n'ont jamais été affectées ; le caractère pas davantage ; gaîté et énergie.

Depuis quelques années le colon est devenu très-facilement irritable en été, mais point en hiver.

En hiver, douleurs fréquentes : voyage en Provence, à Paris, etc.

Le 6 mai 1838, retour à Balaruc.

Le 17 mai, M. *** me disait que l'emploi des pilules de thridace camphrées lui avait été éminemment nuisible, qu'il n'avait pu les supporter, etc. ; il a ajouté que, chez lui, *l'érection est devenue nécessaire à l'émission de l'urine, qu'elle précède toujours cette émission.* S'il lui arrive qu'une personne du sexe vienne s'asseoir sur ses genoux, serait-ce même une jeune enfant, il entre aussitôt en érection et se hâte de repousser la personne, dans la crainte bien fondée de la sortie des urines. — C'est un fait bien curieux. — Depuis long-temps M. *** vit dans la continence ; comment l'érection a-t-elle lieu sans le concours des testicules ?

Marches de longue durée, mais d'un pas précipité et avec le secours d'un aide, souvent interrompues par des douleurs vives qui passent comme l'éclair, et obligent le malade à une génuflexion instantanée.

Un médecin m'a assuré que l'abus des vins mousseux, du vin de Champagne, par exemple, pouvaient produire des effets analogues ; qu'il en avait vu deux exemples.

Faiblesse dans les jambes, qui ont perdu en partie leur
intelligence; *sensibilité et température moindres; ton vital
affaibli; point d'engorgement; parties sèches; amaigrissement : neuf ans de durée.*

———

Septembre 1836.—M. P***, âgé de 45 ans, d'une bonne
constitution, n'ayant jamais éprouvé de grands revers de
fortune, marié depuis vingt ans, a fait de grands excès de
marche à la chasse, jusqu'à l'âge de 35 à 36 ans, époque
où a commencé sa maladie. — Insensibilité d'abord sous
la plante des pieds, qui, de proche en proche, a gagné
jusqu'à la ceinture, en s'arrêtant quelque temps au
cou-de-pied, aux jarrets; diminution de température;
pieds et jambes froids.

M. P*** s'est aperçu bientôt qu'il y avait un désaccord
entre sa volonté et les mouvemens dits volontaires, à ce
point que, s'il lui arrive de se lever brusquement pour
marcher, quand il est assis, il se précipiterait sur le pavé,
le tronc étant porté en avant, pendant que les jambes,
restées immobiles, seraient en arrière; il faut toujours
qu'une attention active devance leur déplacement : un
ordre spécial de la volonté leur devient nécessaire.

Quand il marche, on s'aperçoit que la jambe droite
traîne un peu et paraît plus pesante, bien qu'il n'y ait
pas d'enflure, et que les deux jambes soient également
atteintes d'insensibilité et de refroidissement.

Cette incommodité est restée long-temps fixée aux

pieds et aux jambes ; il y a deux ans seulement qu'elle
a franchi les jarrets. Les reins étant pris, le malade
rapportait ce malaise à la trop grande tension des bre-
telles, auxquelles il avait souvent la main pour les
allonger.

M. P*** dit éprouver un mouvement de constriction à
la partie de la peau qui recouvre le thorax ; il cherche
souvent à la détacher des organes sous-cutanés, comme
nous faisons de nos vêtemens quand ils nous pressent
trop le ventre. — Le malade dit avoir maigri ; ses côtes
font saillie, ce qui n'avait pas lieu avant le mal actuel.
— Il marche toujours aidé d'une canne ; mais il a remarqué que , dès que la nuit arrive, il est moins solide
dans sa marche ; l'insensibilité des pieds serait cause
qu'il tomberait de son haut ; il sent le besoin de la lumière, pour ne pas perdre ses pieds de vue. — Nécessité
d'une attention continue sur les membres inférieurs ; de
se pencher en avant pendant la déambulation , ses jarrets
n'ayant pas assez de souplesse. Le défaut de cette vigilance l'a fait choir un jour à la renverse sur l'escalier de
sa maison.

En marchant , M. P*** ne peut pas mouvoir la tête
pour regarder autour et au-dessus de lui ; il a le sentiment que le système musculaire , chez lui, ne fonctionne presque pas , et que les mouvemens ne partent,
en quelque sorte , que de la charpente osseuse.

L'émission des urines est souvent difficile et toujours
incomplète (sans douleur).

M. P*** ne s'est pas aperçu que les variations météo-
rologiques eussent de l'influence sur son mal. Bien que
chronique, cette affection a eu des exacerbations dolo-
rifiques de douze heures de durée, d'une grande acuité.

Traitement. — Quatre cautères aux lombes, d'après
l'idée d'une lésion de la moelle épinière.

Un autre médecin a cru à une lésion du système
cutané, atteint, selon lui, d'une contractilité indéfinie,
comme les pseudo-membranes (tissus inodulaires), laquelle contraction étreindrait les parties musculaires.

Bains de son, long-temps continués; bains de mer, en
1854. Des chaussettes en taffetas ciré ont produit de la
transpiration, laquelle a amené une grande faiblesse
des orteils.

Une grande chaleur comme un grand froid incom-
m odent le malade.

Huile de camomille camphrée en frictions; liniment de
Rosen; magnétisme animal : une vingtaine de séances,
qui n'ont point amené de sommeil ni de clair-voyance.
Purgatifs mensuels pendant quelques mois; application
nombreuses de sangsues au rectum : le tout sans aucun
résultat avantageux.

Succession de vésicatoires en lanières, depuis la ceinture jusqu'au genou, des deux côtés, appliqués avant
les cautères.

Ce malade n'a resté que quinze jours dans l'établissement, pendant lesquels il a pris cinq bains, neuf

douches, et quelques bains de jambe dans l'eau de la
source.

A l'aide de ces médications et de l'application d'une
bande de flanelle au sortir de l'eau, les membres inférieurs ont acquis de la chaleur et de la sensibilité. —
Pendant deux nuits, sueur considérable du tronc seulement ; les membres inférieurs étaient d'une chaleur
mordicante, sans sueur aucune.

Il est à regretter que M. P*** n'ait pas pu séjourner
plus long-temps aux bains, pour rendre permanent un
bienfait commencé.

—

20 décembre 1838. — Nous avons eu occasion de
voir M. P*** aujourd'hui, et voici quelques détails qu'il
m'a donnés :

Point de fourmillemens ni de sensations de froid aux
gouttières vertébrales.

Moins de force dans les poignets et les mains, que
par le passé.

Le soir, à son coucher, les muscles sont plus fermes
que le matin.

Insensibilité des pieds èt bouts des doigts endormis,
atteints de fourmillement.

Sécheresse de la ceinture aux pieds.

La station debout, continuée, conduirait à vaciller ;
après le repos des jours de fête, M. P*** a plus de force,
mais moins de souplesse. Il fait suffisamment d'exercice
à cause de sa profession.

Puissance virile régulière.

L'éternuement, le bâillement, font mouvoir les membres inférieurs brusquement, principalement le pied droit.

Impossibilité de la flexion du genou, de manière à ce que le talon puisse toucher les fesses. Quand il veut forcer la flexion, la jambe revient brusquement à l'extension comme par un mouvement de détente.

En descendant un escalier quelconque, M. P*** jette les jambes comme par un ressort, et cherche à s'appuyer des deux côtés.

Toujours l'idée et les yeux sur ses pas, ce qui le rend inattentif à ce qui se passe sur son chemin.

Il a un sentiment de sécheresse dans les articulations et jusque dans les lombes.

Douleur nulle part ; bon sommeil ; bon appétit.

———

Paralysie spontanée dans les jambes, qui ont perdu leur intelligence. — Action musculaire de ces parties, pervertie en l'absence de la lumière. — Incontinence d'urine par érection. — Santé générale, bonne. — 6 ans de durée. — Aucun symptôme d'acuité.

Montpellier, 21 août 1838.

Monsieur le Médecin-Inspecteur,

«Je voudrais vous consulter touchant un certain degré de paralysie qui afflige mes extrémités inférieures ; les muscles abdominaux, à ce que je crois, sont aussi intéressés dans un degré léger, de même que la vessie.

» La maladie survint, il y a environ cinq ans passés. Aucun symptôme actif n'a marqué son commencement; pas de fièvre, pas de douleurs. Dans un ou deux jours, elle a acquis tout son développement, c'est-à-dire, qu'elle a été ce qu'elle est aujourd'hui, à cette différence près, que la vessie n'était pas encore influencée, ce qui a eu lieu graduellement plusieurs mois plus tard.

» Je n'ai su à quoi attribuer cette attaque, n'ayant éprouvé ni malheur ni accident qui pût en rendre raison. Je vous dirai seulement, que j'ai peut-être trop travaillé dans ma profession : chargé d'une nombreuse clientelle en ville, en même temps que d'un vaste hôpital de femmes en couche et de femmes malades, je faisais de plus, chaque jour, une leçon d'anatomie-pratique à l'École de médecine. — Cependant, à cette époque, je ne m'apercevais pas que ma santé s'altérât le moins du monde. Seulement mes amis remarquaient que j'avais un peu maigri, et que mon teint était pâle, ce que j'attribuais aux dissections de nuit, qui avaient lieu dans un appartement froid et humide, où je craignais de prendre des douleurs rhumatismales; ce qui, grâce à Dieu, n'a pas eu lieu.

» Ma vie avait toujours été régulière; je ne m'étais livré à aucun excès en femme, boissons, etc. A l'exception de cette paralysie importune et inexplicable, je me portais parfaitement, comme je suis encore aujourd'hui.

» Les symptômes de mon mal sont : une faiblesse dans les jambes; je manque de précision et de fermeté dans le marcher; je ne puis pas marcher vitement ou courir;

et, si je fais un faux pas, je tombe comme un homme
ivre, sans qu'il me soit possible de prévenir ma chute.
Je ne puis ordonner ou exciter les contractions musculaires, que doucement et lentement. Après des contractions soudaines, mes muscles restent roides pendant quelque temps.—En marchant, je suis de suite fatigué, et mes
pas, le plus souvent irréguliers, le deviennent davantage
quand la fatigue commence, ou quand je suis obligé de
monter ou descendre un escalier, ou quand la lumière
du jour me manque. Il m'est absolument nécessaire de
marcher doucement et de diriger soigneusement mes
pieds ; aidé d'un bras ou d'une balustrade, je vais plus
hardiment, mais je crains toujours la descente. Debout
dans une rue ou dans un salon, il faut que je m'applique
à garder l'équilibre, à surveiller ma station, et cet état
de choses s'accompagne bientôt pour moi d'une fatigue
insupportable. — Je sens que mes jambes ont également
perdu de leur sensibilité, mais moins cependant que de
leur motilité. Mes pieds appréhendent le froid.

» La vessie est considérablement affectée ; l'*expulsor
urinœ*, aussi bien que le *constrictor* de la vessie. Je ne puis
pas vider la vessie d'un seul trait complétement, et par
conséquent il est nécessaire que j'urine plus fréquemment. L'urine est expulsée principalement par l'action
des muscles abdominaux. Pendant la nuit, je suis incom-
modé par l'incontinence de l'urine, ce que je puis prévenir dans la journée en y veillant de près. Quand je
dors, *je suis habituellement en érection*, et je pense que
c'est à cet état que la vessie doit son excitation et sa

contraction pour l'émission involontaire de l'urine. Je n'ai que très-rarement des pollutions. Je dors bien.

» J'ai déjà appliqué des cautères, des sétons, des vésicatoires, des moxas. J'ai habité la campagne et les bords de la mer, où j'ai pris des bains ; j'ai considérablement employé de strychnine, sans le moindre soulagement : rien ne m'a profité.

» Je suis âgé de 31 ans, d'un tempérament nerveux à fibre sèche. »

CH. K., *Chirurgien anglais.*

Dans une lettre écrite de Milan, sous la date du 1er mai 1838. Ce malade se sert de l'expression heureuse, que ses jambes *ont perdu leur intelligence ;* que son état est le même ; que son mal *se moque* de tous les remèdes ; qu'il ne peut vider sa vessie, qu'à l'aide de la sonde ; que la constipation est permanente ; que, pendant la nuit, *il est toujours en érection*, et que, pendant cet état, l'urine s'échappe ; qu'à cela près, sa santé est parfaite.

Ce malade, au mois d'août 1837, ne resta à Balaruc que pendant 10 jours, pendant lesquels il prit quatre bains et reçut huit douches à la pompe. Son départ inopiné pour affaires d'intérêt, nous a empêché de poursuivre un traitement duquel nous espérions quelque chose, combiné avec l'assa-fœtida à des doses élevées. Dans plusieurs affections par instabilité musculaire, nous en avons retiré d'heureux effets. Je dois cette formule de l'assafœtida à haute dose, à la bienveillance de M. le docteur Arnal, l'un des plus anciens praticiens de Montpellier.

Perversion de la motilité; déambulation quelquefois à reculons, par une force involontaire.

M. le marquis de ***, âgé de 68 ans, d'un tempérament sanguin, d'une constitution robuste, était atteint, depuis deux ans, d'une perversion de la motilité, qui avait quelque analogie avec la paralysie générale incomplète. — Voix éteinte; barre de fer aux lombes; flux abondant de salive par les commissures ; tête penchée sur la poitrine ; nuque développée ; raison saine, causant très-bien, se rappelant avec plaisir ce que sa santé avait dû, dans son enfance, aux soins du fameux Bouvart et du modeste Lorry.

Je disais que l'état de M. *** avait quelque chose de la paralysie générale incomplète; mais il présentait un phénomène qui n'appartient point à cette maladie : c'était, pendant qu'il était debout, de faire quelques pas à reculons, par une force involontaire ; la densité des muscles gastro-chnémiens était dans une sorte d'hypertonie. Lorsque la déambulation avait lieu en avant, ce qui était le cas ordinaire, la marche avait quelque chose de précipité qui donnait des craintes, tant le corps était penché en avant : malgré cela il n'en était rien. — Dans la position assise, à tout instant on était obligé de lui changer les jambes et les bras de place : il était dans une jactitation continuelle.

Ce respectable malade, sous l'influence des douches, éprouva un pemphigus aigu, ayant toute la vivacité des fièvres éruptives : le bas-ventre et les lombes s'en trouvèrent bien.—*Médecin consulté :* le professeur Caizergues.

Dans les premiers temps de mon arrivée à Balaruc, j'ai eu deux autres exemples de cette espèce. L'un des deux , ancien courrier en Espagne, âgé de cinquante et quelques années, avait eu de fréquentes véroles , pour lesquelles on l'avait frictionné avec de l'onguent napolitain *au double,* jusqu'à la dose de huit onces. Chez lui , pour triompher du mouvement d'arrière, il était obligé de ne s'appuyer que sur l'extrémité des pieds. S'il appuyait les talons, il était entraîné en arrière et tombait sur les fesses ; ce fait expliquerait l'attitude habituellement penchée qu'avait prise M. le marquis de ***. — L'autre exemple offrait une sorte de pseudo-chorée, c'est-à-dire, d'un tremblement général qui s'accompagnait quelquefois d'un mouvement des reins , qui avait frappé l'attention des autres malades. — Ces faits m'en rappellent un quatrième , celui d'un toulousain , atteint d'une instabilité musculaire générale. Ce malade présentait dans son système musculaire cette circonstance, qu'il traînait le corps en avant ou en arrière, selon l'impulsion qu'on lui imprimait.

RÉSUMÉ.

Considérations thérapeutiques.

—

Dans le plus grand nombre de cas de paralysies dans lesquels les eaux minérales ont le moins de succès, nous avons cru remarquer que les saignées avaient été inoppor· tunes ou trop répétées, ou bien que les nombreuses médications dont la plupart des paralytiques avaient été l'objet, *agissant en sens contraire,* avaient, en quelque sorte, écartelé la vie et confirmé ce beau précepte de pathogénie, dont Barthez nous a donné un exemple dans sa *Théorie pratique des Maladies malignes.* Ce dogme, éminemment utile dans l'étude de la *causologie,* l'est bien plus encore dans la thérapeutique en action. L'oubli où l'ignorance de la théorie générale des forces de l'économie, a coûté la vie a bien des cholériques. Là, comme dans les paralysies par attaque, beaucoup de médecins, par excès de zèle, hâtent trop leurs médications, les pressent, les accumulent, en sollicitant la vie sur tous les points du corps à la fois, sans faire attention qu'il est impossible à elle de suffire à tant d'exigences.

Chez quatre malades, la paralysie s'est déclarée pendant la saignée; tous avaient eu des éblouissemens, des vertiges qui s'étaient dissipés : deux d'entre eux habitant la campagne, s'étaient avancés même au-devant de leur médecin. — Nous citons ces faits, dans l'intention seulement de rappeler l'attention des médecins sur la nécessité pratique de bien distinguer les cas d'imminence qui réclament la saignée générale, de ceux qui la proscrivent. C'est ici encore où l'étude des circonstances qui ont concouru à l'attaque est importante, ainsi qu'une notion exacte sur les forces du système.

Plus des qua tre cinquièmes des paralytiques qui ont passé sous nos yeux, ont fait usage de la strychnine : nous devons à la vérité de déclarer que nous n'avons pas reçu un seul aveu, d'où l'on puisse induire que l'on s'est bien trouvé de ce médicament.

Il nous semble avoir entrevu deux paralysies que l'on pourrait appeler *gazeuses*. Elles ne présentaient aucun symptôme que l'on pût rapporter à la pléthore sanguine ; avaient débuté par un état analogue à celui de l'ivresse ; et, chez l'un des deux malades, les phénomènes paralytiques du bras disparaissaient, en quelque sorte, lorsque le malade penchait sa tête au bord du lit, au-dessous du niveau du reste du corps. L'idée que cet état de choses pourrait bien tenir à la présence d'un gaz, ne nous est venue qu'après le départ des malades.

Nous avons bien compté six exemples de paralysies *séreuses*. Séreuses, parce que la constitution des malades était éminemment humide ; que des hydro céphalites, des péricardites, des hydrocèles avaient signalé les tendances morbides de ces individus ; que des enflures avaient coïncidé avec l'attaque, pendant que, depuis lors, des flux séreux énormes par les narines, par des plaies artificielles ou par les glandes salivaires, avaient toujours amélioré l'état des malades.

Nous avons rencontré quelques exemples de paralysies affectives, c'est-à-dire, dont l'action n'aurait porté que sur le principe de la vie, paralysies dues le plus souvent aux effets de passions déprimantes des forces. L'état intermittent de ces paralysies, c'est-à-dire, leur réapparition à l'occasion du moindre mouvement de colère, leur disparition après quelques jours de durée, doivent nécessairement en faire une classe à part. En les rapportant à des congestions cérébrales *amovibles*, on ne saurait les confondre avec la classe des fausses attaques, attendu que, dans celles-ci, les symptômes de paralysie ne portent pas seulement sur la motilité du membre thoracique et abdominal d'un côté du corps, mais encore sur la langue, la bouche, etc., etc., et plus que dans celles-là, sur la vessie et le rectum.

Il est probable que le plus grand nombre de paralysies avec résolution observées aux eaux minérales, provient de congestions cérébrales permanentes ou prolongées, d'inflammations chroniques et d'hémorrhagies cérébrales en voie de résorption; les affections des méninges appartiennent davantage aux paralysies avec contracture permanente des membres, pendant que les ramollissemens portent bien plus atteinte aux facultés intellectuelles, à la sensibilité morale, etc.

Quant au siége présumé de l'altération organique, il importe, pour l'établir, de bien constater si la paralysie a été graduelle ou non; si elle a eu lieu avec contracture d'abord et résolution ensuite, avec perte ou non de connaissance lors de l'attaque, avec état comateux ou délire, intermittence ou continuité; si la paralysie n'a porté que sur les appendices (les membres), ou bien si elle a porté atteinte aux organes établis sur la ligne médiane.

Nous croyons important de ramener l'attention des médecins sur les paralysies par abstinence, inanition, anémie, défaut d'énergie morale, usure de la vie. A cette dernière catégorie appartiennent les paralysies qui trouvent leur source dans des excès simultanés et contraires des organes de l'intelligence et des organes génitaux. — Une source d'attaques non signalée chez les auteurs , est la difficulté d'expulser des matières fécales moulées dans des proportions trop volumineuses.

Bien que nous n'ayons cité qu'un exemple de paralysie par colique, nous en avons eu plusieurs. La colique de Madrid, la colique végétale, la colique de Dévonshire , etc., présentent des paralysies bien distinctes de celles que l'on rapporte aux altérations de l'encéphale. Les douleurs occupent le plus souvent les membres inférieurs; les supérieurs n'en sont pris qu'après une sorte d'extension du mal. Les douleurs des membres supérieurs dégénèrent plus souvent en paralysie , que celles des membres inférieurs. Ainsi, on voit beaucoup de malades impotens seulement des extrémités supérieures. La paralysie des quatre membres ne se voit guère que dans le temps de danger pour la vie. — Il y a une grande conformité de symptômes entre la colique des peintres et celle de Madrid, comme les docteurs Luzuriaga et Faure l'ont fait observer.

D'après ce qui se passe journellement à nos Bains , nous regrettons que le hasard ne nous ait pas fourni un plus grand nombre de paralysies de ce genre , persuadés que nous sommes, que la puissante énergie de nos eaux en aurait triomphé bien des fois. Il ne faut pas perdre de vue que les médications hydrologiques sont le plus souvent générales; qu'elles enveloppent tout le corps ; que, par leurs différentes formes, leur variété de température , de volume, de durée , etc., elles offrent à la méthode *métasyncritique* les ressources les plus variées , pour agir à la fois sur plusieurs appareils et obtenir des résultats fonctionnels inconnus aux médications partielles et timides des villes. D'ailleurs, nos médications sont aidées de l'heureux concours d'un air pur et sans mélange.

Nous avons présenté sous le titre d'*incertæ sedis*, quelques faits curieux qui témoignent combien la science du diagnostic est difficile. Les malades, dont ces observations rappellent l'histoire, ont eu pour médecins les plus grandes notabilités médicales de Montpellier et de Paris.

Mettant à profit les lois physiologiques *de solidarité et de synergie* musculaires, nous faisons l'éducation de la parole à l'aide du chant. C'est ainsi que, chez les malades atteints de *mutisme paralytique,* nous exigeons le chant de cette ritournelle : La, la, la, *des Voitures versées,* que Martin chantait avec tant de grâce. Ce morceau de chant a l'avantage de bien détacher la mâchoire inférieure, et de mettre en jeu la plupart des muscles glossaux, aryténoïdiens, etc. Il nous est arrivé ainsi de parvenir facilement à l'articulation de mots qu'on ne pouvait pas prononcer.

Dans nos exercices gymnastiques des membres, nous n'avons pas oublié la belle loi d'harmonie que Winslow a fait connaître le premier : c'est d'après cette loi qu'il convient que les exercices des parties saines et des parties malades aient lieu en même temps.

Dans les cas d'abaissement prolongé de l'épaule, il arrive fréquemment que l'élongation des fibres des muscles suspenseurs de l'épaule et du bras, et par suite, la perte de leur ressort, est la conséquence de la pesanteur physique du bras qui, comme la jambe, ne peut pas arc-bouter contre un plan solide. Pour combattre cette tendance, nous employons fréquemment la fronde et le coin de l'appareil de Delpech, contre les fractures de la clavicule, sans préjudice des exercices constans dont l'épaule doit être l'objet journalier. La fronde a l'avantage d'élever le bras par le coude, et de ramener l'épaule malade à son niveau naturel, pendant que le coin détache le bras du tronc contre lequel il a une grande propension à s'appliquer.

Les hémiplégiques qui sont assez bien pour pouvoir se promener, ont l'habitude de se courber en marchant pour veiller sur leurs pas ; ils s'appuient fortement sur une béquille à main, tenue de la main non malade ; cette démarche n'a rien d'avantageux, et ne sert point le membre thoracique. Dans l'intention d'y remédier, nous avons fait adopter de longs bâtons de hauteur d'homme : chaque malade marche en s'aidant de son bâton pastoral, qu'il tient à la manière des évêques, c'est-à-dire, en élevant la main aussi haut qu'il lui est possible. De la sorte, le tronc est droit, la marche plus solide et plus gracieuse.

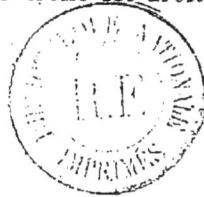

FIN.

www.ingramcontent.com/pod-product-compliance
Lightning Source LLC
Chambersburg PA
CBHW060559210326
41519CB00014B/3522